心理防护 平安居家

居家内观操作手册

毛富强 / 主编

北京大学医学出版社

XINLI FANGHU PINGAN JUJIA—JUJIA NEIGUAN CAOZUO SHOUCE

图书在版编目（CIP）数据

心理防护　平安居家：居家内观操作手册 / 毛富强主编 . -- 北京：北京大学医学出版社， 2020.4

ISBN 978-7-5659-2174-2

Ⅰ . ①心… Ⅱ . ①毛… Ⅲ . ①日冕形病毒－病毒病－肺炎－心理疏导 Ⅳ . ① R395.6

中国版本图书馆 CIP 数据核字（2020）第 048204 号

心理防护　平安居家——居家内观操作手册

主　　编：毛富强
出版发行：北京大学医学出版社
地　　址：（100191）北京市海淀区学院路 38 号北京大学医学部院内
电　　话：发行部 010-82802230；图书邮购 010-82802495
网　　址：http：//www.pumpress.com.cn
E-mail：booksale@bjmu.edu.cn
印　　刷：北京金康利印刷有限公司
经　　销：新华书店
策划编辑：刘陶陶
责任编辑：法振鹏　刘陶陶　　**责任校对：**靳新强　　**责任印制：**李　啸
开　　本：880 mm×1230 mm　1/32　　**印张：**5　　**字数：**130 千字
版　　次：2020 年 4 月第 1 版　2020 年 4 月第 1 次印刷
书　　号：ISBN　978-7-5659-2174-2
定　　价：35.00 元

编者名单

顾　问：王祖承（上海交通大学医学院附属精神卫生中心）
郄凤卿（日本东京愈心健康研究所）

主　编：毛富强

副主编：黄辛隐　张勤峰　李　红

编　委：（按照姓名汉语拼音排序）
黄辛隐（苏州大学）
李　红（广东金融学院）
李爱娟（苏州经贸职业技术学院）
李蔓薇（四川省人民医院）
柳　毅（江苏省太湖强制隔离戒毒所）
栾玉民（昆明医科大学第一附属医院）
毛富强（天津医科大学）
裴孟旭（石家庄裴孟旭森田内观心理研修所）
濮　丹（江苏省苏苑高级中学）
王锦蓉（甘肃省河西学院附属张掖人民医院）
张勤峰（山东省淄博市精神卫生中心）

插　图：刘裕琪（广东金融学院）
孙蔓婷（西安美术学院）

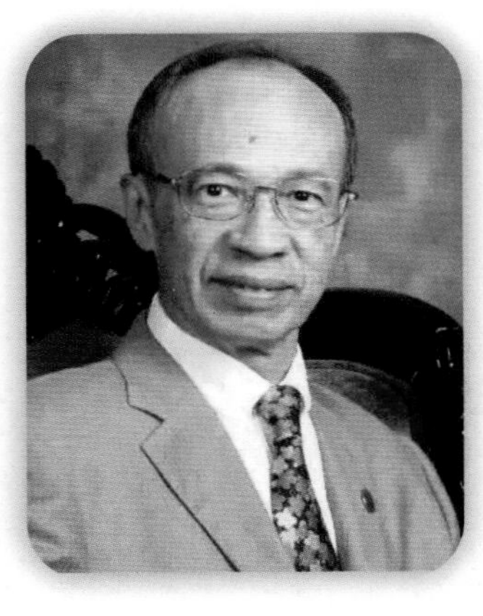

王祖承简介

王祖承，主任医师、教授、博士生导师，曾任上海交通大学医学院附属精神卫生中心（上海市精神卫生中心）院长、中国心理卫生协会副理事长、上海市心理卫生学会会长，现任中国心理卫生协会名誉理事长、上海市离（退）休高级专家协会医药专业委员会副主任委员、精神卫生大组组长。

2004 年获日本森田疗法学会“日本森田正马奖”，2008 年被中国老科学技术工作者协会评为“中国老科技先进工作者”，2011 年获中国医师协会精神科医师分会“中国精神科优秀医师”称号，2011 年获中国心理卫生协会心理治疗与心理咨询专业委员会内观疗法学组“中国内观疗法终身成就奖”，2012 年被中国医师协会精神科医师分会评为“中国精神科杰出医师”，2015 年获中国心理卫生协会“终生成就奖”、中华医学会行为医学分会“特别贡献奖”，2017 年被中国心理卫生协会森田疗法应用专业委员会评为“中国有突出贡献的森田疗法专家”，2018 年被评为“上海交通大学老有所为先进个人”，2019 年被评为“上海市卫生系统老有所为先进个人”。

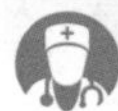

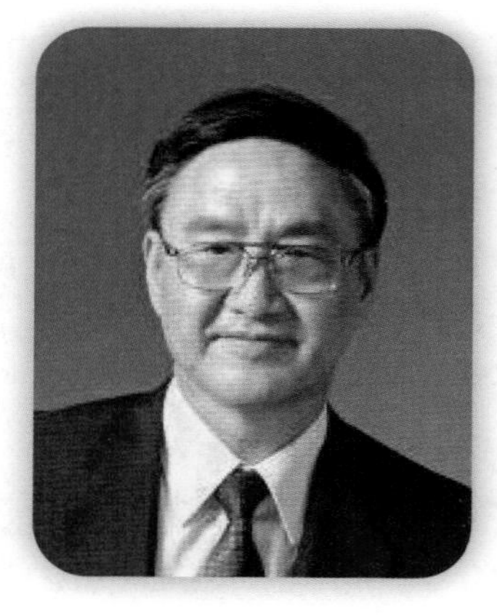

郄凤卿简介

郄凤卿，日本医学博士、主任医师，世界中医药学会联合会内观疗法研究专业委员会会长，中国人生科学学会内观与人生科学专业委员会主任委员，中国心理卫生协会内观疗法学组副主任委员。

日本东京愈心健康研究所首席教授，日本浜松医科大学客座研究员，日本圣玛丽安娜医科大学客座研究员。

天津医科大学医学人文学院名誉教授，北京森田普济医学研究院院长，北京丰台中康中西医结合医院名誉院长。

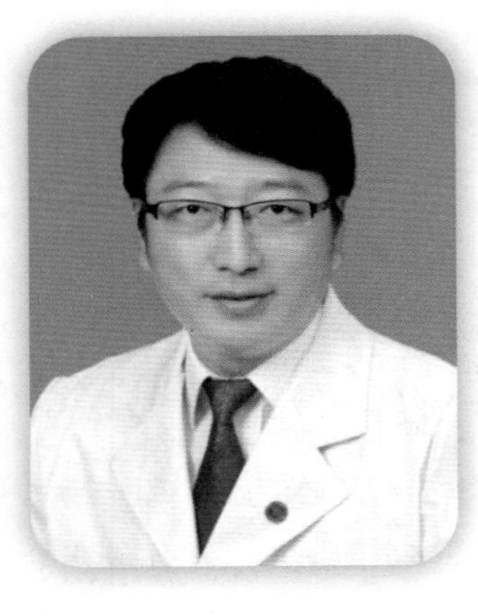

毛富强简介

毛富强，教授、博士生导师，天津医科大学基础医学院精神卫生与心理学系主任、心理健康教育中心主任，天津医科大学总医院临床心理科专家、第二医院临床心理科主任，中国心理卫生学会森田疗法应用专业委员会副主任委员、心理治疗与心理咨询专业委员会委员、内观疗法学组主任委员，世界中医药学会联合会内观疗法研究专业委员会副会长，累计招收研究生 53 名，发表内观疗法学术论文 41 篇。

教育部精神医学教学指导委员会委员、“十三五”普通高等教育本科国家级规划教材《精神病学》（第 4 版）第二主编，中华医学会行为医学分会委员、天津医学会行为医学分会副主任委员，天津市戒毒与矫治工作协会副会长。曾获全国大学生心理健康教育优秀工作者，天津市第十三届社会科学优秀成果三等奖。

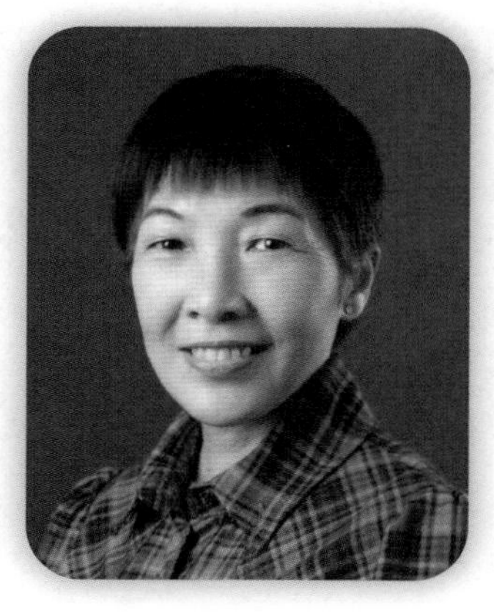

黄辛隐简介

黄辛隐，苏州大学教育学院教授、博士生导师，苏州市未成年人健康成长指导中心副主任，中国心理学会注册督导师，2018 年被评为江苏省“最美高校教师”。

从事心理咨询工作 30 余年，积累了丰富的临床心理咨询经验，曾在苏州人民广播电台主持以自己姓氏命名的“黄老师工作室”。在学术研究方面，已出版专著、教材 26 本，发表学术论文 80 篇。主持和承担各级课题 36 项，曾获江苏省教科研先进个人等奖项共 19 次。

2006 年在日本奈良大和内观研修所体验学习内观疗法并学习如何成为内观面接师，曾担任北京 2008 年 10 月世界心理治疗大会的内观工作坊的现场翻译，已经带领内观工作坊参与相关工作（主持、陪席、翻译、内观咨询）2000 小时以上。参译日本真荣城辉明教授专著《内观疗法》，指导研究生发表内观论文十余篇，指导的“内观戒治毒瘾”项目被列为 2016 年司法部行政戒毒首批十大戒治项目。

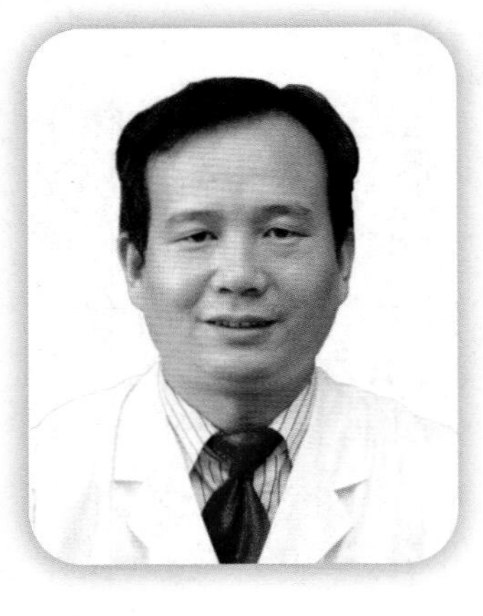

张勤峰简介

张勤峰，精神科副主任医师、副教授、心理治疗师，山东省淄博市精神卫生中心临床心理科主任，首批中国内观疗法督导师。

现任中国心理卫生协会森田疗法应用专业委员会副主任委员、内观疗法学组副主任委员，淄博市心理卫生协会秘书长、山东省心理卫生协会委员、山东省青少年心理专委会委员、山东省心理治疗与咨询专委会委员、日本内观学会会员。曾于 2008 年赴汶川参加抗震救灾的心理援助工作，2010 年在日本近畿大学研修内观疗法，接受过日本内观专家榛木美惠子和真荣城辉明的内观体验指导及督导，有多项科研成果获奖，发表国家级论文十余篇、心理学科普文章百余篇，获得 2015 年中国心理卫生协会“青年英才奖”。

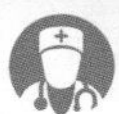

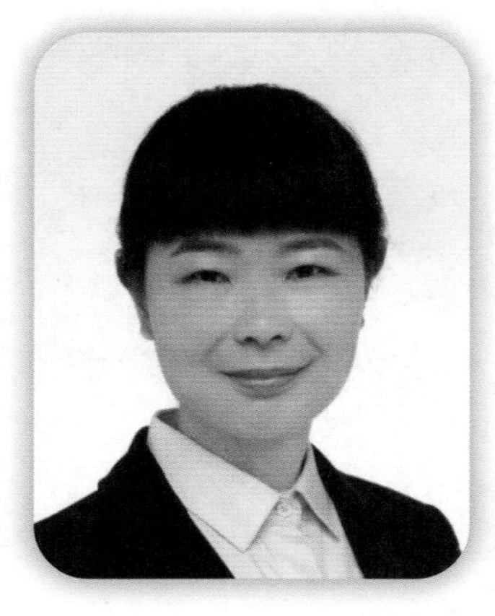

李红简介

李红，女，广东金融学院公共管理学院应用心理学系副教授，毕业于北京师范大学心理学院，中国心理卫生协会内观疗法学组第四届委员会常务委员，中国适度劳动学会理事。

2014 年和 2019 年赴日本奈良大和内观研修所体验内观，真荣城辉明教授亲自指导担任荣格曼陀罗绘画高级分析师，主讲《社会支持领悟力》《积极心理学》《心理资本》等课程。

研究领域为内观疗法和曼陀罗彩绘减压、表达性艺术治疗，主要著作包括《劳动心理学》（暨南大学出版社）、《员工素质测评》（经济科学出版社）《内观之旅》（待出版）。

序一

由天津医科大学精神卫生与心理学系主任毛富强教授领衔组织编写的《心理防护　平安居家——居家内观操作手册》一书即将付梓出版，这是应对疫情的一件大好事，非常及时，很有必要。自 2020 年春节，全民进入了抵抗新型冠状病毒肺炎（简称新冠肺炎）的特殊时期。

中国精神科学界和医学心理学界从事内观疗法的同道们，积极响应、不忘初心、众志成城，以实际行动投入，并从精神－心理卫生角度提供防疫方案，用内观疗法的方案和思路，编著完成这份手册，它有助于我们每一个人的心理调节。

当各行各业的志愿者们在疫情期间积极投入行动时，当广大居民都静静在家守候时，我们需要不断调整自己的认知、不断提高自己的修养、不断积蓄自己的正能量，学习内观疗法有助于培养一颗感恩、宽容、善良、热情、充满爱意的心。

内观疗法是由日本吉本伊信先生创造的一种心理治疗方法，由我于 1988 年介绍到中国。之后 30 余年的发展历程表明，内观适合中国的国情，适合在中国发展，并进一步发扬光大。内观，就是能使我们充满感恩之心，感谢国家、社会、人民，感谢亲人，感谢爱我的人及我爱的人。我们能幸福地生活在这个充满爱和关心的社会里，能与社会和家庭取得和谐状态，就是体现了内观的真谛。

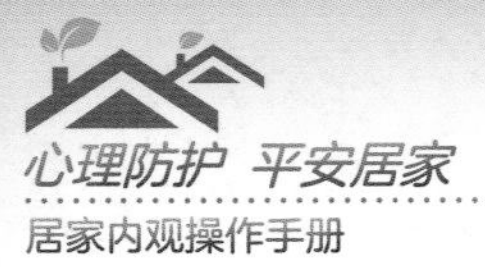

我们生活在与人交流、与人相处的环境中，这个环境，是从童年的自己开始不断向外拓展的：先是父母、再是兄弟姐妹、再是祖父母、外祖父母、配偶子女、亲朋好友、同学朋友、上级领导下级同事等，依次扩大。因此，从广义上讲，会影响我们成长的每个人，都是我们进行内观的对象。当然，最亲近我们自己的，是最为重要的人，也是最需要我们做内观体验的对象。

父母、配偶和其他亲属，是内观体验最主要的对象。围绕“他为我做了什么”“我为他做了什么”“我给他添了什么麻烦”这三个项目开展内观。对这三个项目看似简单、普通，但在我们的日常生活中，是易被忽略的。通过内观，能够挖掘出我们的真情，唤醒我们内心深层次的良知，从而产生感恩、乐观、善良、宽容、积极向上的正性心理状态和回报爱，出现高峰体验的情绪反应。

当前，我们静守在家，蓄积力量，安心学习内观疗法，开展内观体验，正当好时光。本书主编毛富强教授是天津医科大学精神医学教授、博士生导师，在内观疗法研究方面成绩卓著！希望毛富强教授主编的这本手册能让居家防疫的民众感受到更多健康和幸福。

王祖承

序二

以天津医科大学毛富强教授为首的中国心理卫生协会内观疗法学组专家团队要写一本居家内观操作手册，我感觉非常及时和必要。内观涉及心理卫生、心理亚健康的一些核心问题，会对读者有很大的帮助，可抚平一些社会的伤痛和个人的心理伤痛，从而帮助个人的成长和社会的发展。

人的心理卫生问题，首先是由人的思想和对外界的认知没有获得平衡感而发生的。内观就是在这个环节上解决问题。改变思想才能改变自己，改变自己才能改变外界。改变思想需要时间、空间和内容三个要素。近代的心理疗法中只有内观疗法具备这三个要素，所以是很有特色的优秀疗法。

当一个人情绪不好时，一切所谓的“养生”方法都是徒劳的，护肤品留不住容颜，保健品维持不住青春，脸上的岁月痕迹越是突出，就越说明心理养生存在问题。而心理上的养生，则是思想改变，尤其是非理性思维被洞察、被纠正、被改变。内观唤起的感恩和爱的回忆，产生对恩情的感谢和对怨念的道歉，带来的精神解放和随之而来的容光焕发和喜悦心情，不经过亲身体验是不会有真切的感受的。

抗击这次突如其来的新冠肺炎疫情，除了医学层面的身体防护，更重要的就是人的心理防护。这本《心理防护　平安居家——居家内观操作手册》就是在这非常时期，及时给大家提供一种简便实用的心理防疫方法。开展居家内观，会把居家无聊甚至惶恐的消极时间，调整为充实内心的积极行动。如果面对疫情，每个人的心理都能发生积极变化，就会汇聚成全社会的巨大正能量。衷心希望毛富强教授领衔推广的居家内观，能为战胜新冠肺炎疫情贡献心理学的智慧和力量！

郗凤卿

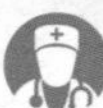

前言

突如其来的疫情让很多人不知所措，焦虑、恐慌、悲观等负性情绪蔓延。为了防控疫情而出台的各项严格管控措施，也使大多数人停下了原本奔忙的生活脚步，不得不面对人生中的一次暂停键。

在这场新冠肺炎疫情阻击战中，患者的心理康复需要一个过程，病亡者家属也需要心理疏导，很多居家的居民时间长了也会产生各种心理问题，他们的心理健康应该得到重视，采取切实有效的方法加强心理疏导工作是当务之急。

中国内观疗法的引路者、上海交通大学医学院王祖承教授在疫情发生不久就在网上呼吁：大家同心协力战瘟疫，静静地守在家中，开展自我式的“简易内观体验”，既能缓解疫情引发的各类心理症状，又能提高自身的心理状态。这也是让更多人认识并接受内观心理治疗的一个契机。

基于同样的想法，也是响应王祖承教授的号召，我提出了“居家内观”概念并立即付诸行动，邀请天津、江苏、山东、广东、甘肃、云南、四川、河北、陕西全国 9 个省市的 13 位同道，在短时间内共同编写了这本《心理防护　平安居家——居家内观操作手册》。

这是一本介绍在家中学习内观疗法的操作手册，目的在于开展心理防护，保障居家平安。本书一共十章，前三章是内观疗法的理论和操作方法，后七章是内观疗法治疗有效的实际案例。附件一是可以用于自我评测症状的《心理健康评估量表》，附件二是读者可以直接使用的《内观认知疗法自助手册》。

本书部分案例来自于编者裴梦旭等近期开办的“疫情下的网络公益内观训练营”，网上招募志愿者通过网络在线上体验居家内观，每期由 5 个内观指导师进行义务指导，内观体验者由第 1 期的 20 余人已经增加到第 4 期的 50 余人。参加者的年龄和职业跨度很大，心理问题也各式各样。但是令人欣喜的是，每期结束时网络学员交流会上，大多数的内观者都表示居家内观给自己带来了心理帮助。

实践证明居家内观在新冠肺炎防疫特殊时期，能够稳定心态和改善情绪。除了疫情期间可以开展居家内观以外，在疫情逐渐得到控制乃至疫情结束以后，都可以在日常生活中学习和使用这种疗法，用于解决各种心理问题，提升自己的生活这种幸福指数。现在通信方式日益便捷，内观网络服务平台正在积极创建和发展之中，我们完全有理由相信，居家内观将会成为被人们广泛接受的日常生活中一种简便易学的心理调节方法。

本书仍难免存在不足之处，诚恳希望读者批评指正。

毛富强

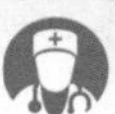

目录

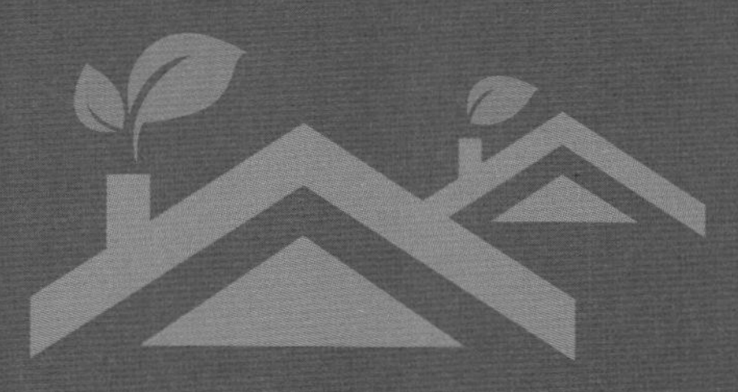

第一章　居家内观绪论

2020 年新年以来，新冠肺炎疫情来势汹汹，春节假期被这场突如其来的疫情完全打乱，期盼良久的亲朋好友聚会遗憾地被取消，连最基本的户外活动都变成了奢望。同学们收到了延期开学的通知，只能继续待在家里生活和学习，在这个防控疫情的非常时期，我们编写了这本手册，希望能为居民提供一种简便易学的居家心理疗法，帮助大家保持乐观心态，科学面对疫情，共同迎接春暖花开的那一天！

第一节　疫情居家常见心理问题

因为疫情的危险性和不确定性会带来焦虑、恐惧，加上长期居家隔离带来生活习惯的不适应，以及与家人每天近距离相处引发的人际冲突，都可能会导致和加重一些心理问题和情绪症状。

一、焦虑

对于大多数人，由于新冠肺炎疫情突然出现，缺乏思想准备。感觉自己有被传染的危险，但是又不知道具体危险会来自哪里，如何有效地防范，所以就会表现出烦躁不安，各种焦虑和担心，严重时甚至会寝食难安，坐卧不宁。

二、怀疑

有些人平时就过度清洁，敏感多疑，疑病症或强迫症也会随着新冠肺炎的到来而加重，比如反复长时间地洗手、检查和消毒，怀疑其周围人去了不安全的地方，要求他人过度地清洁卫生。一方面高度担心，另一方面对医学知识一知半解，疑病症和强迫症随之加重。

三、孤独

为了防控新冠肺炎疫情，春节假期无限期延长，各类学校也都延期开学。没有了以往过年的走亲访友和亲朋聚会，多数人都宅在家里，很少外出。开始几天还挺舒服，但是时间长了，远离亲友和同事，缺乏人际交往，整天无所事事，有人就会出现隔离感和孤独感。

四、恐惧

对于有发热、咳嗽和打喷嚏的人，因为存在一些症状，但是尚不能确定是否已经感染了新冠肺炎，担心自己生命安全受到极大的威胁，所以可能会表现为惊慌失措、恐惧万分。还有人从网上听到一些传闻，则更是越想越怕，越害怕越打听，恐慌不已。

五、愤怒

由于原有生活规律被打乱和生活空间受限等多种原因，特别是长时间近距离的共同生活，夫妻之间、亲子之间因生活琐事导致的冲突会增加。封闭单调无聊的生活也会使心理压力逐步增加，如果没有适当有效的宣泄方法，愤怒情绪可能失控，迁怒于家人、同事或者社区防疫工作者，从而引发纠纷和冲突。

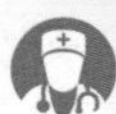

六、抑郁

对于新冠肺炎的确诊患者、疑似患者，有时会伴发抑郁症状，即使是没有确诊的密切接触者，通常也会有一种不平衡的心理：“为什么是我？我怎么这么倒霉？我做错了什么？”他们可能会出现委屈、自卑等抑郁情绪。如果患者病情严重，存在发热、乏力、呼吸困难等症状，则更容易出现悲观绝望情绪，甚至出现轻生的念头和行为。

第二节　内观疗法概述

如果在百度上搜“内观”，会出现 1230 万网页链接。虽然汉字相同，但实际上是两种心理疗法。一种是“内观疗法”，也就是本书介绍的内观，又称日本内观，另一种是“内观禅修”，现代学术界称之为正念，也称印度内观。

一、内观疗法历史

内观法是由吉本伊信（1916——1988）于 1937 年提出，1953 年在奈良设立内观道场（原名真宗内观寺，现名大和内观研修所），专心从事内观法研究和推广。1965 年内观法进入医院治疗心身疾病或精神障碍。内观法是具有环境与操作的特定要求，回答内观三项目的提问（对方为自己做的，自己为对方做的，自己为对方添的麻烦），对自己人生经历中的基本人际关系进行回忆，从而洞察自己的人际关系，对自己的历史进行验证，改变自我中心主义意识的一种心理保健法。将内观法应用于临床，对心身疾病和精神障碍进行心理治疗时，称为内观疗法（Naikan therapy）。

1988 年上海第二医科大学（现上海交通大学医学院）王祖承教授在《国外医学 精神病学分册》发表论文《内观疗法》，首次向中国学术界介绍内观疗法。

二、内观疗法操作

集中内观是内观疗法的经典操作模式，特点是内观时间连续，内观地点集中。内观者在七天的时间里，遮断与外部的信息联系，在屏风与墙壁围成的 $2m^2$ 封闭空间里，在内观心理师的指导下，回忆自己的人生成长史，多角度观察与他人的关系，对自己的内心进行洞察，对得到和拥有学会感恩，对未得和失去学会体谅，使心灵得到洗涤和升华。

三、内观疗法应用

大量应用研究表明，内观疗法既可以用于多种心身疾病的治疗，也可以用于心理健康的促进，对于各类人群的心理行为问题都有肯定疗效。由于集中内观需要七天完全封闭的时间和空间设置，很多人平时工作和学习繁忙，也就无缘体会内观疗法了。

新冠肺炎防疫期间，不得不宅在家里，或者在宾馆、医院隔离，与其浪费大量的时间，还不如学习这种适合独处的自我心理疗法，帮助自己进行心理调节。如果一家人能同时进行内观，内观疗法导致的积极行为改变就会相互促进和加强，形成良性互动，疗效会更加显著。

四、内观认知疗法

内观认知疗法（Naikan Cognitive therapy，NCT）是 1995 年由天津医科大学李振涛提出、2007 年由毛富强完善，在内观疗法基础上整合贝克认知疗法的一种内观疗法改进法。

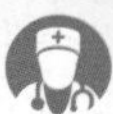

1995 年以来天津医科大学先后举办内观认知疗法研修班 47 期，完成内观学员 1499 人。对其中的 295 人调查表明，心理问题干预总有效率为 82.4%（243 人），其中显效 187 人（63.4%），有效 56 人（19.0%）。

研究表明，改进法顺应时代发展，遵循心理机制，适应证更广泛、操作更简便、疗效更显著，更容易为当代国人所接受。本次居家内观操作手册依据的是内观认知疗法模式。

第三节　内观疗法适应领域

俗话说“心病还得心药医”，说的是人的心理问题，需要心理疗法才能从根源解决。中医讲“上医治未病，中医治欲病，下医治已病”，说的是高明的医生能预见疾病的发生并提早预防。内观疗法作为一种操作简便疗效显著的心理疗法，可以说既是“心药”，也是“上医”。

一、精神障碍治疗

精神障碍是由于生物因素、心理因素和社会因素共同作用所导致的以精神活动异常为主要特征的疾病。积极调整心理因素是精神障碍治疗的一个重要方向。

在心理因素中，心理冲突和心理应激是两类主要原因，前者是自我内心冲突，后者是自己与外界冲突。如果持续冲突，导致精神能量耗竭，就会出现各种症状。比如，神经衰弱、焦虑、恐惧、疑病症、强迫症、抑郁、失眠等。内观疗法对于这些心理因素导致的精神症状的治疗效果，不仅短期就能起效，而且具有远期疗效，这是因为内观疗法能解决大多数人的心理冲突，是治疗心理原因的方法。

二、心身疾病治疗

现代医学已经证明，在多数身体疾病的发生、发展和干预中，精神因素都扮演了非常重要的角色。例如冠心病、高血压、消化道溃疡病和癌症等，与精神因素密切相关的躯体疾病又被称为心身疾病。这也充分说明，人的心理和生理是相互影响的。

内观疗法不是一种专门治疗某种疾病的方法，其适应证很广，能帮助躯体疾病患者转变负性思维，建立正向积极的思维模式，对于已经出现的疾病和症状能够面对和接纳，同时保持乐观平和的心态，积极配合医生采取各种治疗措施，有助于躯体疾病的康复。

三、心身健康促进

中国医师协会发布的 2010 年《中国城市白领健康白皮书》披露了中国内地城市白领中有 76% 处于亚健康状态。亚健康状态是介于健康和疾病的一种中间状态，个体存在症状和不适感，但是没有符合疾病的诊断标准。还有很多人的症状通过医学检查未发现指标异常，也就是说找不到明确的器质性原因。

亚健康状态者通常是社会功能和人际关系存在问题的人。他们往往有人格障碍作为基础，在学习和工作中遇到困难和挫折，不能很好地适应环境变化。对于心理因素导致的精神亚健康者，内观疗法是对症和有效的。

四、心理问题解决

人的一生之中，唯一不变的就是变化。从幼年到成年，从上学到工作，从恋爱到成家，从退休到衰老，从疾病到死亡。在这一系

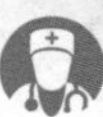

列的变化当中，既有内在的心理生理变化，也有外在的社会环境变化。如果不能主观适应客观变化，就会出现各种心理行为问题。

上学之前是亲子关系和童年创伤，上学之后是学习困难和网络成瘾，工作之后是人际矛盾，移民之后是文化适应，结婚之前是恋爱问题，结婚之后是夫妻矛盾，有孩子之后是教育困惑，等等。随着社会进步，临终关怀在中国已经越来越受到重视，但是有效的临终关怀心理疗法不多。

实践证明，内观疗法会转变人们对自己和他人的固有看法，感恩从他人和外界得到的帮助和恩惠，体谅生活中的各种不如意，既是原谅对方同时也是解放自己，使主观和客观相和谐，形成积极的人生观，以乐观平和的心态对待生活的各种客观变化，包括疾病和死亡。

五、品德修养提升

社会是由个体组成的群体，由于个人欲望无限和社会资源有限，所以就会出现各种冲突和矛盾。品德高尚的人，就是能够将国家、民族等公共利益先于个人利益，更多地表现出利他行为，关键时刻为了公共利益甚至可以牺牲个人利益。在这次新冠肺炎阻击战中，冲锋陷阵的白衣战队等“最美逆行者”都是对无私奉献最生动的诠释。

内观疗法以内观者亲身经历的真实事例为依据，培养人们换位思考的利他思维模式，消除自私、抱怨、指责、欺骗等行为，提升个人品德修养，促进个人身心健康和社会的和谐稳定，推动精神文明建设，有助于继承和弘扬中华优秀传统文化。

（毛富强）

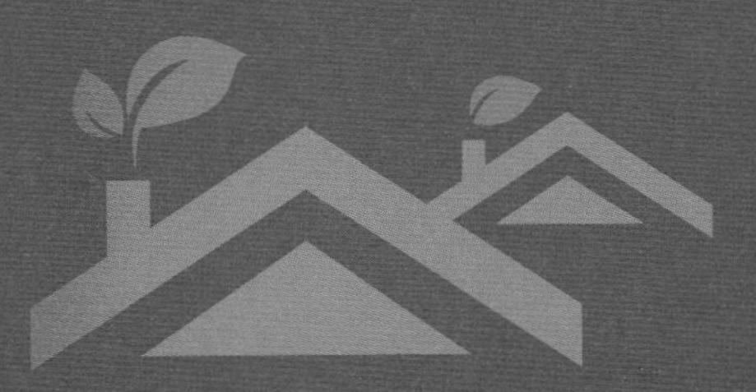

第二章　居家内观设置

设置，通俗来讲就是规矩，“没有规矩不成方圆”，心理治疗有效首先要靠设置保证。设置就是由各种要素和条件来规定并制约治疗者和来访者的交流方式。良好的设置是取得疗效的重要保证，是一种重要的方法和技术，更重要的是有助于心理治疗的顺利开展。

居家内观是内观疗法的一种操作模式。在新冠肺炎疫情期间，为了方便大家在居家隔离情况下学习和操作，本章分别从环境设置、时间设置、主题设置、对象设置和内容设置五个方面进行居家内观设置介绍。

第一节　环境设置

一、集中内观环境设置

内观疗法在发展过程中，根据不同情况也有多种操作模式，首先介绍内观疗法最经典的集中内观操作模式。

1、场地布置

在房间的一个角落，用屏风围起来约 2 ㎡的空间，内观者在内观期间，除了上厕所及洗澡外，其他时间必须一直留在屏风内，吃

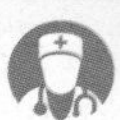

饭也在屏风内。在屏风内内观者可以采取任意舒适的姿势。屏风起源于中国的周朝，它之所以使用于内观法中，是因为屏风可以将内观者从繁杂而忙乱的现实环境中隔离开来，被屏风围成的小小空间像回到了妈妈的子宫，使人具有安全感。值得提出的是，小小的屏风，能让内观者拥有安全的、广阔的内心世界。

2、内容限制

内观期间不可以看报纸、看电视和上网，不允许交谈或使用手机，饮酒也是被严格禁止的，但可在吸烟区吸烟。睡觉时将屏风收起，就地铺好垫子和被褥。一日三餐由内观指导师送到屏风前，用餐结束，餐具也由内观指导师撤下。

二、居家内观环境设置

居家内观作为一种操作模式，首先要遵循内观疗法总的设置原则，其次根据居家的特点，在环境和内容上有一些务实的改进。

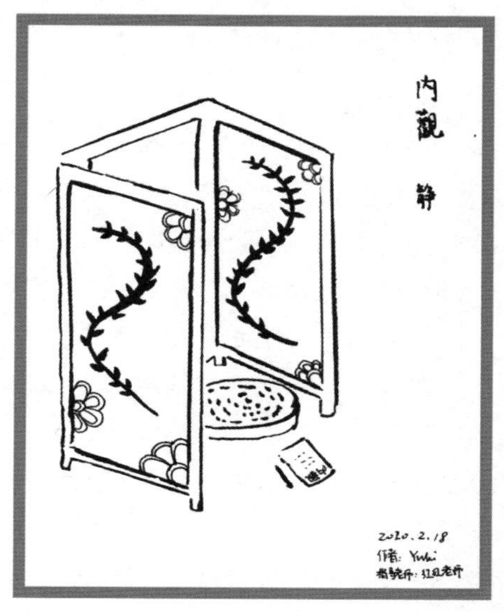

1、场地布置

选择一间安静的房间，或者一个安静的角落，如家人一起内观也可将房间用布帘、柜子隔出独立的小空间，配备一张靠背椅（如椅背高一点会更舒适），内观者可以舒适地静坐，也可以采取任意舒适的姿势。杜绝各种干扰，确保内观者处于与外界分隔的环境中，在相对安静、独立的空间进行内心的探索。

2、内容限制

内观时一定要保持安定和安静，不能使用手机或其他通信工具，不能看电视、上网等，与外界的联系要完全隔断。处于同一房间的内观者也要禁止交谈。

静对人的心理甚至生理结构都会产生积极的作用。如果内观开始内心却静不下来，则应静坐，通过深呼吸、意念专注于腹部、定神，慢慢地进入专心思考的状态。只有当自己处于安静状态时，内观体验的良好效果才会显现出来。

第二节 时间设置

1、集中内观时间设置

集中内观的时间设置原则上是一周 7 天。每天起床时间为早上 5 点或 5 点半，熄灯时间为晚上 9 点或 9 点半。每隔 2 个小时左右，内观指导师会到屏风前进行“面接”（交流和指导），时间一般在 5 分钟。重要的是让内观者拥有内观的自主权，可以有更多的时间内观，“珍惜一分一秒，认真做内观”（吉本伊信）。

2、居家内观时间设置

每位居家内观者可以将内观时间调整到自己最方便的时间，安顿好自己、做好家务事和各类杂事后即可开始。通常在上午的 9——11 点，或下午 2——4 点为好。然后在上述时间范围内，抽取上午或下午各一次（或每天一次），每次 1 个小时，或者再长一点的时间，作为自己内观体验的时间。可以单独做，也可以和家人一起做。每

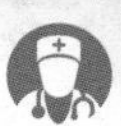

天 1 次或 2 次，可以连续 3 天、5 天或 7 天。总时间越长，效果越好。

内观法的过程中可以分三个阶段：

（1）初期。第 1~2 天，为内观的探索过程。此期间很多内观者存在焦虑、注意力集中困难、心神不定，各类事情会像走马灯似地在头脑中转来转去，不能集中到某一个专题内容上，也有内观者虽然能够进入思考的状态，但缺乏深切的情感反应。以上情况通常会持续 1~2 天后消失。

（2）中期。第 3~6 天属于中期，即进展阶段。在此期间可以开展高效的内观活动，使回忆变得具体而鲜明，且可以一个中心为主题逐渐扩散出来，并出现丰富的情感体验，如能感受到自己被尊重、得到别人恩惠的事实，或是由衷地感觉自己完全被接纳等。内观进行到这一阶段之后，回忆会变得更多，感情会变化丰富。

（3）后期。第 7 天，洞察和转换期。内观者对父母、配偶等关系亲密的人物的看法有很大转变，对自己及他人的认知有明显变化，体验到父母及很多生命中重要的其他人对自己的深切情感。

第三节　主题设置

内观法的主题设置是通过内观者对自己人生的再回忆、再梳理、再体验，从而对自己的人生再定义。在内观过程中，对自己过去所有的岁月和经历，进行多角度、多侧面、多层次的理解和反省，做错事后产生罪恶感、羞耻感，与亲人朋友之间产生连带感，对世界和他人产生信任感，挖掘出自己生命中的正能量，提高自我控制能力和同他人的共鸣协调能力，使自己情绪、行为变得稳定。

一、内观主题项目

内观的三个主题项目是“别人为我所做的”“我为别人所做的”“我给别人添的麻烦”。需要内观者注意的是，这三个内容的主题有着严谨的逻辑关系，换言之，三个主题的顺序是不可以改变的。

1、别人为我所做的

内观首先从“别人为我所做的”开始，这样做的目的，就是让内观者发现自己受到了别人好多的恩惠，但是自己对这些恩惠并没有表示感谢，或者不以为然，甚至都已经忘却了，从而体会到被爱的感觉。内观者回忆过去，觉察到别人对自己的好和恩惠，而自己却没有进行回报，别人仍然一如既往地对自己好……这样不断内观出来的人生经历，不论是从精神层面还是物质层面，内观者都会感到温暖与感激，并在不断回忆和内观的过程中加深对这种经历的认识与记忆。内观者进而认识到自己其实是一直被爱的人，别人为自己奉献了很多很多，最后受到极大的心理震撼，感恩和感激之情如同泉水一样涌出。

2、我为别人所做的

“我为别人所做的”主要是内观自己曾给对方做过的各种事情，特别是使对方喜悦的事和帮助对方做的事。了解别人对自己照顾了很多，而自己又对这些人回报了多少。检视自己从过去到现在的具体事实：评判是“施”多还是“受”多。通过回顾与检讨自己历来在人际关系中存在的问题并予以彻底反省，站在对方的角度看自己过去的所作所为，进一步体验到他人对自己深切的爱，将以自我为中心、利己、对人不满的心理状态转变成感恩、诚恳、谦虚的心理状态，使自己从焦虑、不满、对抗的情绪状态转变到愉快、真诚、对他人有发自内心感谢的心理状态。

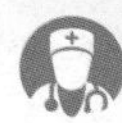

3、我给别人添的麻烦

“我给别人添的麻烦”主要是内观自己曾做过的令对方为难的事、让对方担心的事、令对方不开心的事等。反省自己做了什么，意识到自己的自我本位，自私、不体贴、不关心别人等，一旦内观者认识到自己内心的“罪恶”——其实是健康人应有的良知，就能更为深刻地发现自己的不足——别人并没有义务为自己做什么事，自己内心对于别人不帮助自己、不对自己好、不甘心的想法其实是来源于自私，相反自己的任性和自我本位给别人造成了一定的困扰。自己并非是人际关系中的“被害者”，而是“加害者”。这种认识将会使内观者内心惧怕改变自己的想法发生动摇，自愿地想要消除自己的“罪恶”，以平和与宽容的心态接纳自己和别人。

总之，内观者通过内观，发现自己已经得到过许多爱和温暖，得到过许多生命的乐趣、幸福，这些被淡忘、被忽略的一切重新在记忆中闪光，有些甚至是光辉熠熠，从而使内观者重新得到很多爱的体会和认识，倾听到自己来自灵魂深处的声音，重构与周围世界的联系，加强内心的力量，提升自己心灵的纯洁度。

二、内观辅助项目

除了上述三个主题项目之外，还有三个项目设置，分别是“抚养费计算”“说谎与偷窃”和“临终遗言”。根据内观对象和内观目的，内观指导师可将内观辅助项目安排在内观疗法的适当阶段，以增强疗效。比如抚养费的计算，可以安排在内观母亲和父亲之后进行。

1、抚养费的计算

让内观者计算其从出生一直到经济独立的所有花费。比如，食物开销、药品开销、教育开销等，这些都属于“你得到的”。

2、说谎与偷窃

这些属于"引起的麻烦"，除了说谎，还有偷窃行为。很多人一开始都会认为他们从来没有偷过任何东西，但在内观治疗过程中总能够回忆起这样或那样的小偷小摸行为，且都由于认识到自己龌龊和欺骗的经历而感到羞愧，这些主题对内观者有醍醐灌顶之效用。

3、临终遗言

请内观者选择一个最想倾诉的对象，假设当下头脑清醒，思维敏捷，生命进入倒计时，只剩下 24 小时，在这最后的时间，给最想倾诉的对象写一封信，留下"临终遗言"。这一项目激发内观者他人的爱进行再认，内观者的心理上会受到很大的冲击，同时也促使他们产生自我认知的转换，对人生进行重新审视和思考。

第四节　对象设置

内观对象的选择，通常是从父母等抚养人，也就是生命中最重要的他人开始，从心理学角度来看，他们在每个个体心理成长过程中，都起着至关重要的作用。亲子关系是人生最初的也是最重要的心理关系，直接影响着人格的发生发展。

一、集中内观对象设置

通常情况下，建议从母亲开始内观，回忆自己与母亲的相处，围绕前面说的三个项目，从出生到上小学之前、小学一到三年级、小学三到六年级、初中阶段、高中阶段……后面可以依据每个人的成长过程分为若干个阶段，每阶段最长不超过十年。对于青少年，则将时间段分得更细一些。在对内观对象进行内观时，从记事起直到现在，或者是到这种关系终结的时间，如内观对象去世。

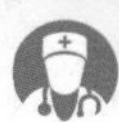

对母亲的内观结束后，接下来是和内观者有亲密关系的其他人：父亲、配偶、孩子、朋友、亲戚、领导、同事等。

内观对象设置还可以是自己的身体或者对自己很重要的物品等。

二、居家内观对象设置

总体上说，可以按照上述的对象进行设置，但在居家防疫的当下，可以根据自己的状态和特点进行顺序上的调整。

比如，青少年可以先内观母亲、父亲、兄弟姐妹、祖父母（或外祖父母）等逐渐扩展，然后再从学校老师、同学、好友等方面进行内观。尤其与自己有利害关系、有过冲突的人都可以作为内观对象。

青中年可以先从配偶着手，再是母亲、父亲、孩子、兄弟姐妹、同事、领导等依次扩展。也可以内观生活中的东西，如清理或整理抽屉、壁橱或钱包，感谢每一个物件为你所带来的难忘时光。这会给你一种感觉，你不但是被人支持的，而且也被万物所支持。生命中的基本东西如内观者的车、电脑、炉子、冰箱、音响等，为自己生活提供了便利的服务，并找到一种方法来证明这些，从而感谢生命中的所有。

甚至可以以这次疫情中那些熟悉的陌生人为内观对象。内观疫情之下仍然为我们服务的人，比如，医护人员、警察、社区工作者、交通运输司机、快递小哥、小区保安等。

第五节　内容设置

内观内容设置主要体现在以下三个方面。

一、真实性

内观者以三个主题为基础，按年代顺序，尝试去内观过往生命中真实经历、记忆清晰的事件。起初内观者可能无法很清晰地记起，但在心静下来、苦思冥想之后，会一个接一个地内观出那些自己认为已经忘记的事情。我们经历了许多事情，以为已经淡忘了，其实它们不会因为我们表面上的忘记而消失，而是真实的、始终存在于我们的心灵深处。内观就是让我们去挖掘埋藏在记忆中这些真实的宝藏，这些宝藏不需要任何粉饰，就是那么鲜活和有生命力!

二、具体性

内观者反复回忆从幼年时代开始经历的各种情境，有声音、颜色、味道，有主角、主题，有相伴的情绪体验。内观者需要在整个过程中，尽自己所能地回忆具体的、细节性的、生动的事例。内观者完成了一个内观治疗过程后，再见到某个内观对象时，会发现此时较之前，有了更多、更明确和更具体的印象，这些内观对象对内观者而言变得更丰富、更厚重、更温暖了。

三、系统性

内观者必须遵循时间顺序，确定内观对象，将回忆到的内容依照三个主题的顺序系统地进行梳理。往事重现是困难的事情，随着内观的进行，回忆的内容会增多，会在时间、对象上出现交错，比如在内观小学阶段的母亲时，可能会回忆到与父亲相关的事件，也可能会回忆到母亲现在的事件等。这些在实际内观中是很常见的情况，几乎是每个内观者都会有的现象和过程，但在对内观出来的真实、具体的事件进行整理的时候是需要系统性的，即一定遵守三个主题设置的顺序，避免出现错乱，从而影响内观的效果。

（黄辛隐　濮丹）

第三章　居家内观操作

第一节　内观阶段

疫情期间守在家中，恰恰满足了内观疗法对时空的要求。每天抽出时间，找个安静舒适的相对狭小封闭的空间坐下（如果能有屏风最好），认真地完成居家内观。

一、确定内观对象

内观的对象一般先从母亲或者和自己感情非常亲近的其他人开始，按照自己小学前、小学、中学、大学、婚前等时间段顺序，细细地回顾，每次内观时间段需要 1.5~2 个小时，每天一次，多次更好，每次内观只做一个时间段，比如关于母亲的内观者小学阶段的内观；严格地按照这三个主题的顺序回忆，“她给我哪些恩惠？”“我为她做了什么？”“我给她添了什么麻烦？”如果想解决和一个人的关系问题，往往需要把第三个主题——“我给对方添了什么麻烦？”作为重点回顾，且需要站在对方角度考虑。对一个人物的内观完成后，内观者需要和内观指导师共同拟定下一个内观对象。

二、记录内观过程

为了方便读者操作，本书附录一为《心理测评量表》，用于自我评估心身症状和心理社会因素，附录二为《内观认知疗法自助手册》，大家可以在内观的过程中扼要记录内观体验中回忆的事件，并及时总结在治疗中对自己、他人和事物的新看法和新感悟。内观者不希望被他人知晓的事件可不做记录。

三、指导内观过程

在居家内观认知疗法的治疗过程中，内观者通常在不同治疗阶段会出现不同的问题和心理阻抗，这时就需要内观者和指导者及时觉察和处理，也要注意内观的指导原则。

1、静心阶段

在内观开始阶段，内观者往往难以集中注意力，思路总是被现实问题干扰，或者不能按照规定的对象、时间和主题来进行内观。任务：提供遮断外部刺激的封闭空间环境，其主要目的是让浮躁的心逐渐平静下来，使内观者能够开始回忆过去和观察内心。可以通过放松训练或者关注呼吸来帮助内观者提高觉察力，觉察到注意力不集中，脱离内观主题时，则应把思路及时拉回来，尽量还原当时的人物、场景和事件，越细致越好。

2、专注阶段

在这个阶段，有的人心理上出现空白，因为难以回忆而苦闷，也有的人生理上出现疲劳和不适，干扰到心理上的专注。任务：努力保持注意力，并将注意力集中到规定的回忆内容上来，即使经常分神也不要气馁，通过不断练习来提高专注力。因此内观者需要经常觉察自己是否在内观的轨道上，如不是，则努力将思路拉回到来。在回忆事件时，重点重温自己当时的想法和感受。

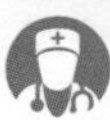

3、动情阶段

内观者在这个阶段，对三个主题会伴随发生不同的情感体验，内观第一主题时常有幸福、温暖、感动，内观第二和第三主题时常有自责、羞愧、后悔。任务：内观不同主题时伴随出现不同情感体验，是心理治疗起效的标志。因此要抓住自己动情的事件，进行强化和挖掘。内观者可以把自己内心深处的情感充分地感受和表达出来，记录在内观手册上。

4、感悟阶段

在这个阶段，内观者既会因产生新感悟而感到欣喜，也会因动摇原有观念和自我否定而感到不适，更多的感悟可能会稍纵即逝，没有被捕捉和关注到。情绪和认知存在相互加强的关系，健康情绪会激发理性认知的回归，克服心理阻抗，识别和捕捉心理治疗过程中出现的感悟和收获。所以严格按照内观主题进行回忆，通过持续深入的相关主题的回忆，就会产生新的认知和情感体验。尽量站在当时对方的立场，体会其当时的想法和感受，及时总结和记录在心理治疗中的各种新感悟。

第二节　生活费计算

在对父母的内观结束后，按照现在的可比价格计算自己出生以来的生活费，并与之前自己的估计金额进行比较。

所谓生活费计算是将自己从出生到现在的各项生活支出，按照现在可比价格进行估算，计算一下自己生活到现在已经花了父母多少钱。在计算前，请先估计一个大概金额，然后再分门别类地进行计算，乘以日期进行累加，再对照之前的估计金额。

生活费计算，其意义之一就是有助于觉察我们与亲人之间边界的划分，国人受传统文化影响，常常在人际关系中边界不清，尤其是家人之间，比如因为受爱的驱使“管得多、控制欲强、包办代替”，常常造成一方的怨恨和不被尊重感，或者过度依赖等问题。

意义之二是通过数据比对来感受父母的付出和自己印象中的不同，以及父母的付出和自己回报的不同，以此来触动认知的改变。

第三节　认知阶段

内观和认知两个疗法的整合和衔接，就是在内观疗法的基础上对内观对象和内观过程中回忆出的事件，继续进行贝克认知疗法的过程。

一、自动式思维识别

人在遇到某些事件时会引起焦虑、抑郁、生气等负性情绪。认知心理学认为，在事件与负性情绪之间存在着个体化的信念——自动式思维。它是决定人对事件是否产生不良情绪的关键。在心理治疗过程中，首先应练习识别自动式思维。

练习：请列举出自己与前面回忆过的内观对象之间曾经发生的不愉快事件（以自己出现焦虑、抑郁、生气等负性情绪为线索），先列出具体事件和对象，然后，缓慢回放当时的事件过程，捕捉自己当时的信念，识别出自己的自动式思维。

①负性情绪，②对象，③事件，④自动式思维。

举例：生气，妈妈，没给我买生日礼物，她不爱我。

针对每个内观对象，分别回忆 3~5 个负性情绪事件，识别自动式思维。

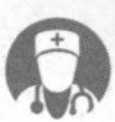

二、自动式思维真实性检验

不符合客观实际的自动式思维被称为非理性认知，通常表现为个体对自己、对周围世界和对未来生活的消极评价。真实性检验，是认知疗法的中心环节。在来访者能够认识和评论这些非理性认知时，新的、更接近现实的信念便会逐渐代替旧的、不真实的信念。

练习：您识别出的自动式思维是什么？请成对地列举出与该内观对象相处中与自动式思维相同和相反的 5~10 个具体事件。

针对每个识别出的自动式思维，列举自己在内观过程中回忆出的相同和相反性质的事件来进行验证，来判断该自动式思维是否为非理性认知。

三、非理性认知学习

学习和掌握贝克教授总结的 6 种常见认知歪曲形式。

1、任意推断

任意推断指在证据缺乏或不充分时，就草率地做出结论。比如，我是无用的，因为我去买东西时商店已经关门了。

2、选择性概括

选择性概括指仅依据个别细节而不考虑其他情况便对整个事件做出结论，这是一种盲人摸象式的、以偏概全的认知方式。比如，单位中有许多不学无术的人在工作，这是我做领导的过错。

3、过度引申

过度引申指从一件琐碎的事件出发引申出关于能力或价值的普遍性结论。比如，因为我不明白这个问题，所以我是一个愚蠢的人，或因为打碎了一只碗，所以我不是一个好母亲。

4、夸大或缩小

夸大或缩小指对某些事物的过分重视或轻视而与实际情况不相

符，表现为对客观事件的意义做出歪曲的评价。比如，因为曾经偶然的一次玩笑，并无恶意地撒了一次谎，所以认为自己完全丧失了诚信。

5、双极式思维

双极式思维或称为走极端的思维，即把生活往往看成要么全对，要么全错，绝无中间状态可言。患者往往把生活看成非黑即白的单色世界，没有中间色。比如，由于没有被聘为电视播音员感到非常沮丧，从而产生"没有什么地方会再聘用我了，我现在连整理房间的能力也没有了，我成为一个无用的人了"这种想法。

6、个人化归因

个人化归因是一种变形的内疚心理，即在缺乏相应联系的情况下把外部事件的发生全都归因于自己的过失与无能。

四、非理性认知归类

练习：您将识别出的非理性认知，对照贝克六种非理性认知模式，确定属于哪种类型？

①负性情绪，②对象，③事件，④自动式思维，⑤非理性认知。

举例：生气，妈妈，没给我买生日礼物，她不爱我，选择性概括。

针对识别出的每个非理性认知，都要进行归类。有的非理性认知可能与两种或两种以上的类型都比较接近，归为其中一种类型即可。

五、非理性认知矫正

通过认知疗法，来访者认识到人的坏情绪并非是由外部事件导致，或基于某种神秘力量而产生，即非理性认知是引发负性情绪的原因。改变非理性认知，而不是改变他人和外部世界，才是解决心理问题的正确出路。查找并改变自己的非理性认知，需要专注、耐心、智慧和勇气。

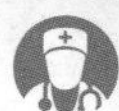

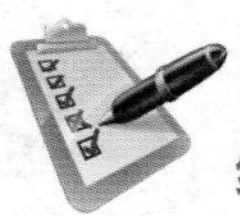

练习：您识别出的“非理性认知”是什么？

1、请列举您与相同内观对象相处中，出现过的相同非理性认知事件 3~5 个；

2、请列举您与不同内观对象相处中，出现过的相同非理性认知事件 3~5 个；

3、请列举您与内观对象以外的人相处中，出现过的相同非理性认知事件 3~5 个；

4、请列举您与内观对象以外的人相处中，现在遇到的相同非理性认知事件 3~5 个。

每一个识别出的“非理性认知”，都要进行上述四个认知矫正的步骤。

第四节　总结阶段

内观总结阶段是指将内观后的感受、收获做一个总结，并记录在手册上；并比对内观前拟定的问题，查看是否已解决或者减轻，内观前后的心理测评量表的分值是否出现一些积极变化，变化的意义是什么？并希望把您内观的收获、感悟、分享给身边的人，把内观精神传播，影响更多周围的人。

内观结束后，内观者需要对自己的感悟和收获进行总结，但更重要的是将改变应用在日常生活中。内观本身没有终结之说，只能说集中内观告一段落，从每日几分钟至几个小时的内观，发展为让内观的思维方式成为习惯，需要长久的坚持才行。

（张勤峰）

第四章　对母亲的内观

第一节　内观者概况

一、内观者基本情况

内观者，女，25 岁，研究生在读。自高中以来与父母关系较好，亦能感受到父母的爱和辛勤付出。母亲脾气为大起大落。而父亲脾气较为温和，为人勤勤恳恳，家里一切修修补补都是父亲亲自进行的。而母亲总是对父亲挑三拣四，发脾气数落父亲。她对此非常不满，常为父亲打抱不平。

内观者学习勤奋、积极向上，自律性非常强。但从高中以来，她只愿和母亲维系表面上很好的关系，不愿和母亲进行深入的交流。上大学亦是如此，懂事的她总会每隔几天打电话回家，但一般都是听母亲聊日常的琐事，从不会说起身边的朋友或心里面的事。上大学之后，她没有比较交心的朋友，更喜欢一个人独处，做自己喜欢做的事。因为不知道别人在想什么和怎么看待她，所以有时候，她会无缘无故地做错事，以及突然觉得没有方向感，这让她百思不得其解。

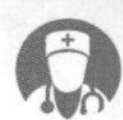

二、内观的原因

1、疫情发生，居家陪伴父母寻求更好的沟通方法

2020 年寒假以来，内观者一直在家待着，得以较长时间和父母相处。但是时间长了，母亲动不动就发脾气，全家都非常难受，这让她很无奈。一方面想多和父母进行沟通，另一方面又不知道如何沟通。

2、多次内观成功经验，希望继续提高与父母沟通的有效性

大学以来，她在 2017 年冬季体验过两天半的内观，后来不断地体验分散内观，她与母亲的关系在渐渐改善。因此，2020 年 2 月她决定利用居家内观的方法来对母亲进行内观，希望增加自己和父母沟通的有效性，即能够让父母接受好的建议，自己也能够觉察父母行为认知背后的原因，从而促进亲子有效沟通。

第二节 内观步骤与方法

一、内观访谈

内观者自 2017 年接触到内观以来，就断断续续地体验了分散内观。因此，指导师对她的情况相对了解。同样，在正式内观开始之前，指导师依旧给她进行了内观的基本介绍，让内观者签署了知情同意书，并对她进行基本的心理评估。

1、自评量表心理测试

通过心理测试指导师发现，内观者心理较为健康，这和她现在的状态较为一致。容纳他人的程度属于中上水平，领悟社会支持的能力较强。结合她的基本情况，这段时间在家较为舒适，父母在家

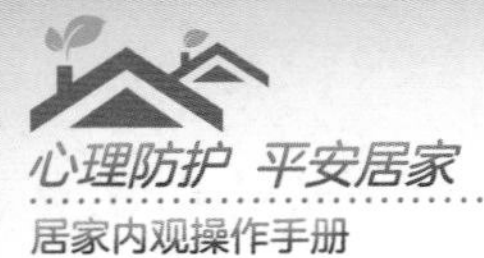

除了小吵小闹，还是较为和谐。父亲每天在家做的美食让她非常开心。相对而言，她的生活学习相对舒适，在其控制的范围之内。

2、房树人绘画测试

内观指导师要求内观者画一幅画，画里有自己和爸爸妈妈，有房子、树和人。呈现的画面是 18 岁以前的状态。使用的纸张是 A4 纸，使用的铅笔是 2B 铅笔。绘画完之后需要在画上标记姓名、绘画主题、年龄、性别，以及爸爸妈妈和自己。该画主题是《一家人看电视》，作于 2020 年 2 月 15 日，一家人在看电视，小时候就是这样子的一个状态。左边是内观者，中间是母亲，最右边是父亲。

3、内观目的调查访谈

内观者想通过内观进一步了解自己，重读一遍生命故事。逐步拨开眼前的迷雾，认清自己。她在面对亲戚朋友的教导的时候，总

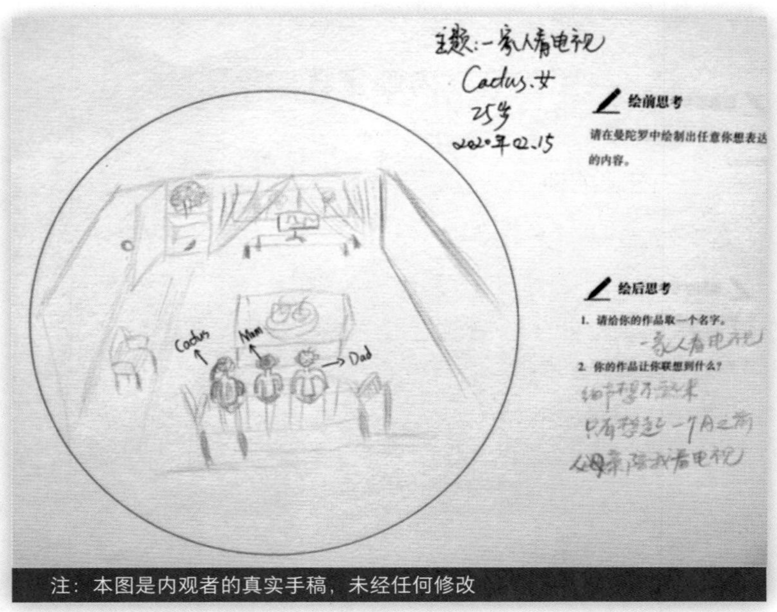

注：本图是内观者的真实手稿，未经任何修改

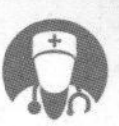

是不清楚该听谁的，她觉得自己没有主见。于是，她希望能够借助内观重新认识自己和自己周围的世界。二是希望增加自己和父母沟通的有效性，即能够让父母接受好的建议，自己也能够觉察父母行为认知背后的原因，从而促进沟通。对于母亲情绪波动这个问题，她一直想和母亲谈谈，却一直不知如何下手。因此，一旦遇到母亲发脾气的时候，她就会尝试着化解或者默默地倾听。

二、确定内观方法

1、采用居家网络内观

由于防疫放假在家，无法进行集中内观和指导。恰逢"第三期网络公益内观"的开展，她便报名参加了此次内观体验。内观者采用纸笔记录。每天按约定的时间来进行内观。内观开始之前，指导者让她在线上告知我们一声，并对所有电子设备进行静音设置。内观时间为1~2个小时。内观完成后，她整理好内观记录并发送给内观指导师接受相应的指导。

2、内观者填写文章

以下是内观者对于文章的填写情况：

填写日期：2020年2月15日。

△请您完成下面的话：

（1）我经常从别人那里：觉察到别人的需求和别人行为背后的动机。

（2）我心中真实的自我：害怕、胆怯和善良。

（3）我的母亲：非常爱我，但是极容易情绪激动。

（4）我现在的心情：很疑惑。

（5）今后对自我：越来越好，而不是委屈自己。

△书写《我家的故事》：

我有一对好父母，他们都非常爱我。可是我们的交流方式一直不好。比如说，一不称心我妈妈的情绪就开始激动，说话的音调也高了几度。她一不开心就找茬，这让我们大家都非常不开心。前几天我煮了饭，水放多了。我妈就开始埋怨："都讲了要怎样怎样……"眼神非常犀利，我们选择了闭嘴，但我心里还是会埋怨她。

3、确定内观时间

内观指导师在与内观者进行协商后，内观者将自己的内观时间分成四个阶段：① 0~6 岁，上小学之前；② 7~12 岁，初中之前；③ 13~18 岁，上大学之前；④ 19~25 岁，上大学之后，直到现在。

根据内观时间段的设定及每天的安排，内观者决定进行为期 4 天的分散内观和 1 次内观小结，她采用纸笔记录每天选择方便的时间来进行内观。

三、内观导入与指导

1、内观主题确认

帮助内观者明确 3 个内观主题：母亲为我所做的，我为母亲所做的，我给母亲添的麻烦。强调 3 个主题不能改变顺序，以及第 1 个、第 2 个主题的重要性，直至内观第 1 个主题结束后，方可开始内观第 2 个主题，依此类推。但在内观后面的主题时，允许回到前面的主题上。

2、内观设置确认

内观者在进行内观的时候，将自己关在房间里，不受外界的任何干扰，同时在处理完所有紧急事的事情后再进行内观。进入内观之后，不能做与内观无关的任何事情，如看手机、接听电话等。与她确认内观期间无干扰。

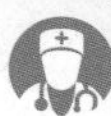

3、内观时间确认

内观时长是每天1~2个小时，在这个时间段里完成1个时间阶段的3个主题的内观。从第1个主题开始，回忆母亲在这个时间段为自己做了什么，围绕这个主题想完再开始第2个主题，依此类推。

4、内观内容确认

内观时，不分析大脑中已有内容，而是回忆、重现我们真实经历过的事件。同时要求回忆的内容要有具体的细节，要有画面感，如同电影的特写镜头，不断进行放大：能够回忆事件发生的时间、地点、具体情节，内观对象的行为、动作、表情、语言、态度，涉及物品的色彩、形状、大小、用途，自己当时的感受、情绪、状态等。尽量不要去评判，只是静静地回忆过去发生的与内观对象有关系的事件。内观指导师建议她在记录内观内容的时候，以“有一次”进行开篇，以助于细节的清晰呈现，感受也会更为真切，不同于提纲式的回忆。

第三节　常见问题与指导

一、思维飘逸无法集中内观

内观者经常会从对母亲的内观中飘逸出去，想到父亲、外婆、自己等非约定内观对象的人和事。在内观指导师的提醒下，她能够及时回到主题上。

在内观过程中，内观者较为平静坦然，有时候出现内观思维飘逸无法集中，可能是因为对当下的内观主题出现“回忆不起来”的现象，这时候先回忆前一内观主题，再回忆当下的内观主题也是允许的。内观的发生既刻意又自然，如果出现了思维飘逸，不要害怕不要紧张，这是因为思维正在告诉自己，你需要调整了。

二、“内观”易变“外观”

“外观”是指内观者回忆的主题和顺序有误，即首先想到自己给对方的帮助，然后想到对方给自己的回报，最后想到对方给自己添的麻烦。外观的结果，就是感受到自己付出了很多，但是却受到了伤害，于是不知不觉中进入到了负面情绪，回忆的都是别人给我们带来的伤害和痛苦。外观的结果会导致强化别人带给我们的“坏”，所以需要高度警惕和避免。

内观者在内观记录写着“我被母亲打得大哭，我也不记得因何事惹母亲生气。”内观指导师这时候应该告诉她这是外观。这时候内观指导师让她做一个“内观小咨询”，即拿出一张纸，回答三个问题：①你喜欢母亲什么？；②你讨厌母亲什么？；③你希望她是什么样的？（理想中的她）。在完成这三个问题之后，请内观者在喜欢的点上画一个圆圈，讨厌的点上画一个圆圈，再把两个圈连起来，这就是现实中的母亲，最后再把理想中的母亲画一个圈打个叉。即把一个人可爱的和可恨的性格都能接受，才能完全接受这个人，而理想中的母亲被画一个叉代表对她不再有这样的期待。

三、菜单式回忆

菜单式回忆即提纲式回忆，不具体且无画面感。其实，菜单式回忆是常见而又普遍的现象。而内观可带领你重走生命之路，重新体验专属自己的生命故事。如果只是没有细节和感情的“观”，体会到他人在自己生命故事里面，添加的温度将会大大降低。

内观者在第一天内观时，遇到同样的问题，内容是“我妈妈好像从来没有拒绝过给我们买玩具，而且我们总是一起玩 yoyo 球。”

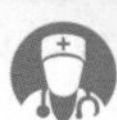

内观指导师引导："那时候天气怎么样啊？""母亲的表情是什么样的？""你那时候的心情是怎样的？"以帮助她进一步深化内观的训练。

四、细节或情节难以回忆

每个人重新体验生命故事的程度不一样。出现某一细节或情节难以回忆，这也是很正常的现象。这时候内观指导师应对策略之一就是鼓励内观者继续内观，想起多少就写多少。

内观者在对 6~12 岁和 13~18 岁这两个阶段对母亲进行内观的时候，发现对于"我为母亲做的""我给母亲带来的麻烦"这两个主题出现回忆不起来的现象。因此她会出现很愧疚的心情。

内观指导师针对这个情况，告知内观者说："可能每个人回忆起来都是有一定的难度。孩子给父母的，永远没有父母给孩子的多，意识到问题本身就很厉害了。"

第四节 案例效果与分析

一、文章完成测验

内观者通过 4 次对母亲围绕 3 个主题的内观和交流，最后一天进行文章完成测试、内观总结和恳谈，以下是她的文章完成测验对比。

填写日期：2020 年 2 月 20 日

△请您完成下面的话：

1、我经常从别人那里：获得爱的滋润，但总是抱怨这是阻碍。

2、我心中真实的自我：愿意改进，并把美好的东西与大家分享。

3、我的母亲：渴望得到我们无条件的关注和认可。

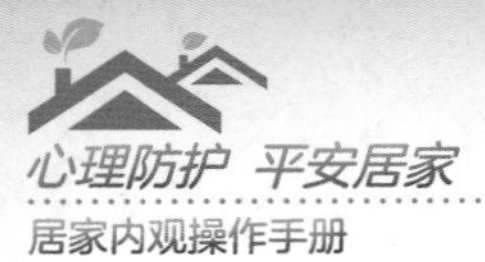

4、我现在的心情：轻松。

5、今后对自我：更加宽容和了解。

二、房树人绘画测验

该绘画主题是《一家人吃饭》，作于 2020 年 2 月 20 日。

此时一家人在一起吃饭，有鸭肉、鲈鱼、大虾和青菜，家里有厨房、洗手间，饭厅旁边是父母的房间。

家里的周围都是葱郁的大树，可遮荫保护。

联想：一家人中午在吃饭。有鸭肉、有鲈鱼、
有虾，还有青菜，家里有厨房、洗手间、饭厅，
饭厅旁边是父母的房间，家周围都长着葱葱郁
郁的大树，可遮荫，可保护。
一家人吃饭
Cadns.女.25岁
2020-02-20-13:09

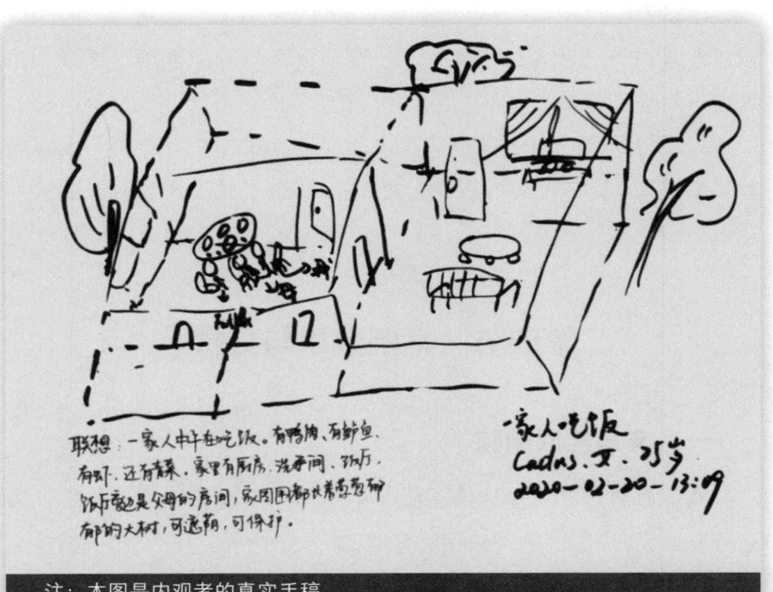

注：本图是内观者的真实手稿

三、内观前后对比

1、将前后的文章完成测试结果进行对比，看看在哪些方面有变化。

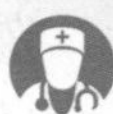

（1）我以为我为父母做了很多，回忆起来实际我做得很少。

（2）内观前看到事物表象，没有看到表象背后的需求。

（3）由原来的“对自我越来越好，而不是委屈自己”到“对自我更加宽容和了解”。

2、将前后的房树人绘画测试结果进行对比，画面反映出的内心、思想和情绪有什么变化。

（1）视野更大更高了，可以看到家以外的景色，不再局限在某一个地方或景色。

（2）更加完整。

四、内观效果总结

1、有如释重负的轻松感

母亲为我做了很多，而我为母亲做的事情却很少，尽管内观之前我认为自己为母亲做了很多。尤其是对 0~18 岁阶段的内观，我完全回忆不起来为母亲做过什么，觉得很内疚、难过。直到内观 18~24 岁阶段，我能回忆起为母亲做的事情才多了起来。内观之后，我心里突然觉得轻松了。

2、思维层次更高

以前的我看到的都是表面，比如说，母亲的“极容易情绪激动”是表象，其背后的需求是“渴望得到我们无条件的关注和认可”。比如说，内观前房树人绘画测试结果只看到我家的一部分，现在已经能够看清楚家的 2/3 以及周围的环境，感觉自己所处的位置更高了，视野更宽阔。

五、内观心理变化

内观者在这次内观中收获良多，具体表现为以下几点：

1、人格扩展到自身以外，视野宽阔

内观前思考问题从自身出发，无法理解母亲的情绪激动。内观后明白母亲情绪激动背后的需求。

2、安全感增加，情绪稳定性增强

内观的三大主题让她明白母亲为自己做的事情远多于自己为母亲做的，感受到母亲默默的爱意，幸福感提高。而这一感觉会伴随着各种积极的情绪体验，如开心、理解。

3、对生活有了现实的知觉，而不是纠结自己的对错

内观前的房树人绘画测试里面只有我家的一部分，而且树只是一棵很小的树。内观后房子的内部构造都完好呈现，还能联想到厨房、阳台等。而房子的周围出现了高大的树木，有遮荫蔽护的作用。

4、开始表达亲密和无条件积极关注

在内观前，内观者在文章完成里写着“我的母亲非常爱我，但是极容易情绪激动”，内观后文章完成里写着“我的母亲渴望得到我们无条件的关注和认可”。而内观者也表达愿意对母亲更包容、更理解。

5、统合与整合的人生，更加宽容

由原来内观前的“对自我越来越好，而不是委屈自己”到“今后对自我更加宽容和了解”。可以看出内观者态度的转变。

六、今后努力方向

经过上述内观之后，内观指导师可要求内观者填写今后的努力方向。以下是她的回报方案：

1、今后更加包容和理解母亲，并用各种方式表达对母亲的关爱和亲密。比如不再因为母亲发脾气而认为母亲是个脾气极坏的人，而是与母亲进行沟通，理解母亲发脾气背后的需求。基于母亲是个

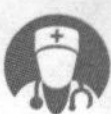

渴望爱的人，平时多赞美母亲。多长一双眼睛，多多关注母亲背后的需求，比如是否需要衣服，是否有哪里不舒服等。

2、关注并回报那些默默无闻的可爱的人们，比如老师。这一次的内观体验是公益的。每一位内观指导师都是用自己宝贵的时间来给我们进行督导。因此，我也应该将这种精神传承下去，除了让自己受益，更要让大家受益。

（李 红 刘裕琪）

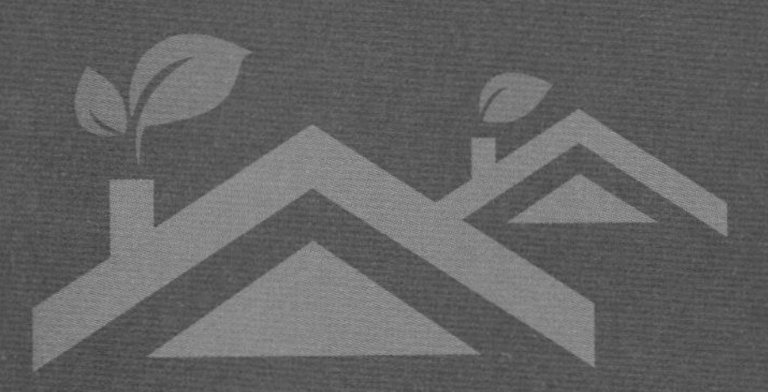

第五章　对父亲的内观

第一节　内观者概况

一、成长经历

内观者，男性，25 岁，独子，大专学历，自由职业。出身于农村，足月顺产，出生评分 10 分。自幼由母亲抚养，父亲常年生活在外地。无特殊宗教信仰，家庭经济情况一般。父母婚姻关系和谐，成长过程顺利，无重大创伤性经历，无重大疾病史。家族中无精神病及遗传性精神病病史的记载。父母兄弟姐妹相处和谐，来往密切。爷爷过世早，4 岁时奶奶去世，没有深刻印象。顺利完成学前教育，小学至初中学习成绩优异，顺利考入当地重点高中。初中一年级开始住校，和老师同学关系融洽，人际互动良好。自认为青春期无明显叛逆，无恋爱史。

二、主要症状

内观者 10 年前住校读高二期间逐渐出现情绪不稳定，整天闷闷不乐无精打采，不愿意参加学校活动，不主动和同学交往，注意力不集中，记忆力下降，学习兴趣陡减，成绩直线式下滑；夜间手淫，

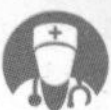

睡眠差，有时候彻夜不眠，白天上课打瞌睡，头痛、头晕。周末回家不主动和父母交流，不关心父母和身边的人，生活懒散，不主动干家务，有时候脾气暴躁，对父母无理取闹甚至砸东西。曾服用药物（具体不详）并辅助心理治疗后情绪平稳，状态改善勉强完成高中学业后考入一所两年制专科院校。

毕业后他边工作边间断进行药物治疗（具体不详），效果不佳，心情时好时坏，最近两年辞职在家，坚持服用抗抑郁药物（具体不详），自称进行自我调理。病休期间他从不主动干家务，生活懒散没有目标，整天迷茫无所事事，不知道自己的去向和未来，白天赖床不起，晚上沉迷于游戏；情绪不稳定，脾气大，经常和父母吵闹，甚至用极端语言攻击父母，时常出现不想活的想法，曾采取割腕、服药等方式 3 次轻生，未遂。

他多次被相亲对象无理由拒绝，认为父母没有照顾好自己，与父母结下深仇大恨，尤其是父亲，只是他生命中的一个符号而已。

他曾经寻求过几次不同流派的心理咨询，试图在心理老师的帮助下尽快摆脱烦恼，走出困境，但效果都不理想。

三、接受内观疗法

接触内观疗法以后，内观指导师逐步和来访者建立了良好的信任关系。经过多次对内观疗法相关内容的交流，他逐渐对该疗法产生了兴趣，愿意做出努力，彻底处理纠缠多年的心结，找回阳光灿烂的自己。

谈起和父亲的内观，内观者提到：

“在我的记忆中，父亲是缺失的。父亲一年四季外出打工，一年在家就是过年那几天。过年是父亲回家的专属标志。每当母亲说快要过年了，我就知道父亲要回家了。小时候父亲对我很疼爱，每次打工回来进到家门的第一件事就是抱我。我虽然被父亲抱在怀里，但感觉不到温暖，只是觉得多了一次拥抱。到我稍大一点后，父亲的拥抱常常被我拒绝。我好像和他之间有一道屏障，又像是一张铁丝网，碰触就会被扎。我对父亲开始产生排斥和怨恨，和他对立不交流，尤其每年过年父亲都是醉生梦死，对我不闻不问，我更是对他恨之入骨。在我的记忆中，父亲没有一点用处，我从来没有给他找过麻烦。我所有的事都由母亲负责。”

如果是这样，就更需要内观父亲了。内观者积极回应将父亲设为内观对象，以期突破父子之间的“屏障”。

第二节　内观步骤与方法

向内观者及其父母讲明内观的方法、目的、意义、配合要点。征得同意，签署内观治疗协议，不折不扣遵照执行。在内观者自己家中完成 4 天集中内观。

一、内观前准备

1、环境准备

让内观者在自己卧室的一个墙角处设计一个安全、安静、简单的小空间。准备椅子、纸、笔、水杯。内观者可以坐在椅子上，也可以坐在地板上，面对墙角而坐，保持放松姿势。内观期间关闭门窗，停止一切与外界的联系和自由活动，放弃使用并远离手机。视频询访手机由母亲保管，接听后转交内观者。

2、饮食准备

饭食由母亲按时配送，一边用餐一边内观。每天从早上 8 点开

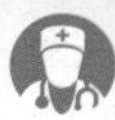

始至晚上 11 点就寝，午休 1 个小时，完成 14 个小时内观。内观指导师每 2 个小时手机视频询访 1 次，每次 3~5 分钟，处理内观引起的不适，了解内观进展及引导矫正内观方向。

3、内观内容

父亲为我做了什么？我为父亲做了什么？我给父亲增添了哪些麻烦？

4、时间分配

从有记忆开始至幼儿园结束（0~6 岁）、1~3 年级（7~9 岁）、4~6 年级（10~12 岁）、初中 1~3 年级（13~15 岁）、高中 1~3 年级（16~18 岁）、大学 1~2 年级（19~20 岁）、大学毕业至今（21 岁至今）。每个年龄时段内观 8 个小时。全程内观结束后面咨 50~60 分钟，反馈交流内观感受和体验。

二、内观过程及变化

对父亲 4 天集中内观的过程及体验简要介绍如下：

1、第一天内观

第一次视频面接，内观者感觉顺畅，只是记忆比较零碎粗浅；第二次视频面接，内观者表现出明显的无奈，他说 2 个小时以后就开始坐立不安，烦躁不舒服不能静心，但还是反复告诫自己一定要恪守承诺执行协议，坚持到了此刻。感觉记忆的阀门关闭了，脑海中晃悠的只是父亲的影子，记不起具体的事情。内观指导师给予积极鼓励引导，内观者午休后感觉稍微好一点，逐渐进入状态，但还是有记忆空白，有点头疼脑涨。内观指导师鼓励内观者从日常生活中的小事、琐事开始，回忆和父亲互动的一言一行，一举一动，紧紧抓住贴近生活、贴近自己的细节。当内观者的眼神中流露出对内观效果的怀疑和对自己能否坚持到底的质疑时，内观指导师应给予

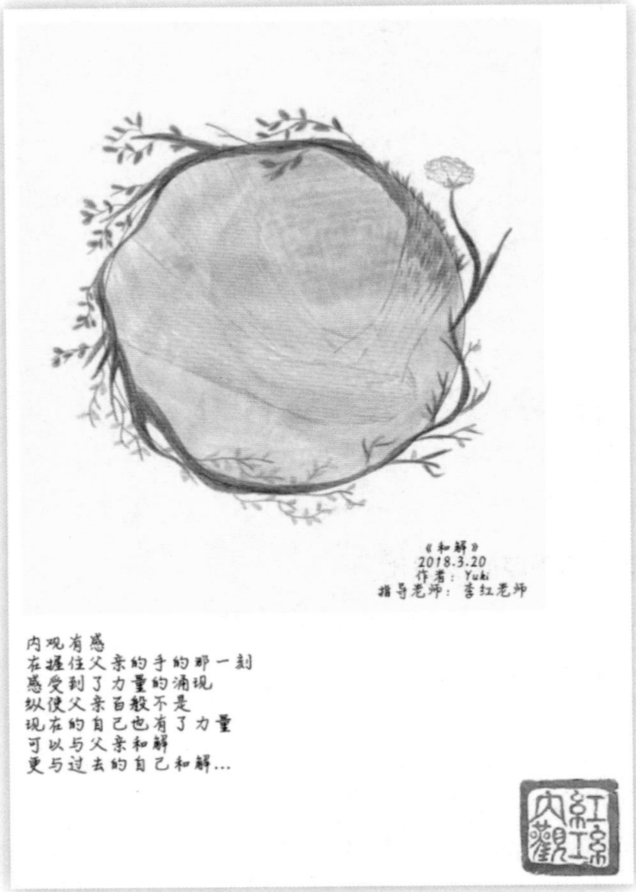

《和解》
2018.3.20
作者：Yuki
指导老师：李红老师

内观有感
在握住父亲的手的那一刻
感受到了力量的涌现
纵使父亲百般不是
现在的自己也有了力量
可以与父亲和解
更与过去的自己和解…

积极引导，树立信心，坚持到底就是胜利！

对于随后几次视频面接，内观者感觉越来越顺畅，回忆越来越清晰。

“有一次父亲回家，刚进家门就把我紧紧地抱在怀里，我感觉到了他急促的呼吸，看到了他喜悦的眼神。每年过年他给我的压岁钱，

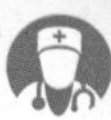

都是崭新的，没有一点折痕；除夕夜他给我剪指甲，每个指甲都要细心打磨，然后放在自己脸上试一试磨平了没有；有一次我发高烧，父亲背着我不顾一切地向医院里跑，当时父亲粗重的呼吸声又清楚地回响在我耳边；晚上睡觉前他给我讲故事，讲他自己的经历，直到我酣然入睡。如此等等，一些细节就像发生在昨天，很逼真很生动。”

身体感觉轻松了一些，晚上睡眠特别好，近期从来没有这样踏实地睡过，而且梦见和父亲在一起很开心。

2、第二天内观

内观者上午刚开始有点不舒服，思绪漂浮，内观指导师给予积极引导和鼓励，下午回忆顺畅。

“上学时骑的自行车坏了，父亲在寒风中维修自行车，双手冻得发紫，手上沾满了油渍；数学题不会做，父亲画出一张图，反复给我比划；几何题学不懂，父亲用牛皮纸折成长方体、正方体，手把手地教我；父亲亲手制作的木质手枪、铁圈、弹弓，教我玩溜溜球等都是同学们的奢望。有一次我没有按时交作业被老师罚站，中午父亲顶着烈日骑自行车5公里给我送饭。每次父亲外出离别时，总是千叮咛万嘱咐舍不得让我一个人孤零零留在家。父亲偶尔给我开家长会，回家总是鼓励我，让我满怀信心。感觉记忆很奇怪，自己认为遗忘的事情竟然能清楚地回忆出来。”

内观指导师从视频面接中看到了内观者的欣慰，看到了属于胜利者的那份由衷的喜悦。内观者自我感觉比较好，回忆特别流畅，犹如放闸的水流无法阻挡。晚上睡眠好，梦境不清楚。

3、第三天内观

内观者感觉自己回到了那些年，唤起的记忆历历在目，回忆到的不仅是事情本身，还有父亲逼真的神态。

“父亲骑自行车送我上学，不论刮风下雨，只要他在家就从未间断过。给我交学费时父亲手指数钱的刷刷声、父亲嘴角不停默数的样子清晰可见。晚上陪我写作业、辅导数学题的声音温暖清晰。在我生病期间，父亲更是一年四季在外奔波打工赚医药费，养家糊口。大学期间时常打电话询问我学校生活费够不够、伙食怎么样、冬天学校的暖气供应是否及时、生活有什么困难等熟悉的话语再次回旋在耳边。”

晚上睡眠好，梦境模糊零乱。

4、第四天内观

“近几年，父亲经常低头抽烟唉声叹气到深夜。虽然不和我交流，但能看到他脸上增多的皱纹，听到叹气声里发出的忧虑。感觉父亲的生活就是为我操劳了大半辈子。这些年父亲虽然身影没有以前挺拔，腿脚没有以前灵便，但坚实有力的脚步依然像钟表一样未曾停止片刻。他依然担负起家庭的责任，为我买房为我积攒结婚成家的费用。我现在的状态让他很失落很失望，我为自己不能为父母遮风挡雨而感到失败和无能，心里酸酸的！”

预设全程内观顺利结束，布置作业：计算抚养费，包括从出生至今的衣食住行费用、学费、医药费、精神养育费、照护误工费等。内观结束后面谈 1 个小时，总结交流内观感受，进一步强化帮助进入深度内观，加强内观效果。

第三节　常见问题与指导

一、督导方式

以往采用电话督导，随着网络技术的提升，改用视频督导。视频增加了互动效果，让内观者从治疗师的眼神、表情中看到对他的

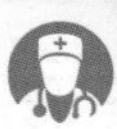

认可、重视和鼓励，看到治疗师的态度是真诚的。可视化视频督导时反复称呼他的名字，让他回到当下的视频面接中，回到此时此地的内观中。治疗师从内观者的眼神、表情中看到他的状态，检验内观是否顺畅，杜绝了电话督导的盲区。

二、治疗关系

良好的信任关系不是简单的相信，而是不折不扣执行协议承诺的行为。信任关系的建立需要时间培养，该案例通过多次就诊交流，建立了牢固的互信关系，这是坚持完成内观的一个不可或缺的因素。所以，治疗关系的建立需要一个从初次接触了解、值得信任、完全信任逐渐升华的过程。信任关系逐步升华，内观者的心理阻抗和自我防御才能逐渐削减，才会产生竭尽全力为突破“屏障”付出努力的治疗动机。

三、改变动机

强烈的改变动机和行为认知是认真完成内观的关键。内观者经历了 10 年坎坷的求医之路，多次寻求心理帮助，摸索改变自己的效果不理想，迫切希望有更好的方法能帮助他，并愿意为此付出时间和精力，重新回归社会。内观前导入不是一蹴而就简单的谈话，而是要让他真正理解内观三个主题的内涵，认识内观原理，做到内观过程中心静神宁，心身合一，才能完成真正意义上的内观。

四、居家内观

狭小空间是为了遮断心理上和视觉上的隔离，由内观者自己选择设计，具有熟悉感和亲近感，容易被接纳利用。有效避免了医院或专门机构特定场合带来的陌生感和焦虑感。保持舒服坐姿，保持神清气定，利于聚焦过去。居家内观，需要治疗师精准判断内观者的情绪稳定性，对语言、表情、语调等传递的微妙信息有敏锐的评判和觉察能力。视频面接间隔时间过短，会给内观者过多的期待；间隔时间过长，可能会出现内观偏差不能及时纠正的情况。间隔 2 小时面接，仔细觉察内观者的状态，正向引导，顺利完成自我探索。

五、时段分配

人为分配几个不同年龄时段，让内观者更好地把注意力拉回到那个区间，避免回忆漂浮游移，忽前忽后碎片化，体验具体化深入内观。即使这样，内观者还是会出现回忆游移现象。每天 14 小时细化分段的回忆，足以唤醒沉睡多年的记忆，松动封存僵化的灵魂，收到预期效果。

第四节　案例效果与分析

一、消除敌意，萌发感恩，和谐父子关系

内观者和父亲长期分离，把自己的问题归咎于父亲，认为是父亲没有照顾好自己而产生敌对不满的情绪，自己被冤枉、被害的感觉是主要内心冲突。通过对父亲的内观认识到自己是错的、任性的，之后能平心静气地接纳父亲，怨恨与不满消失。对父亲的恩惠产生感谢与喜悦之念；感受到父亲无私恩惠的事实后由衷地感觉自己是被爱的，爱的流动让父子关系和谐融洽。

二、整合内心分裂与矛盾，引发对爱的重新体认

“爱”的发现是内观发挥疗效的根源。通过内观三主题，检讨

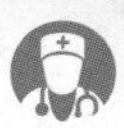

过往具体事实，思考成长过程中“施”与“受”的多少，静心体会父亲的给予，包括物质、精神层面。从正面内观父亲，回忆过去被自己遗忘的爱，感悟到父亲施爱的事实后内心产生冲击，“父母没有照顾好自己，父母对不起自己”的经验、思维、逻辑等慢慢放下，自我的执着心、比较心、妄想心和非理心逐渐化解，从而达到整合内心分裂与矛盾，平复内心纠结，解脱内心痛苦的目的。

三、实现了洞察自我，重建自我的目的

集中内观重新审视了父子之间的爱，把遗忘的、混乱的、杂乱无章的经历按时间顺序回忆整理，回顾重温爱的情感体验，洞察自我，唤起自信、责任感、感恩义务感；回顾给父亲带来的麻烦，唤起对“父亲没有一点用处，我从来没有给他找过任何麻烦”这一想法的羞愧、内疚、无知感。计算抚养费，用数据再一次瓦解了“父亲没有一点用处”的讹谬。10年之久的积怨情绪在抚养费的冲撞下，屏障被突破，实现了真正意义上的内观。这些错综复杂的情感互成表里，加剧了内观者的情感活动，破坏了原有的认知框架，达到理解父亲了解自己、洞察自我重建自我的目的。

四、唤醒良知，萌发感恩

内观过程中，在父亲膝下玩耍的情景不由地从心底涌现出来，这就是内观者的心境。内观者的表象是“对生活迷茫无所事事”，其根源是内心冲突无法解决迷失方向这一问题。集中内观唤醒了迷失的灵魂，让他觉察到造成内心冲突的根源是自己而不是父亲，懂得了包容、谦让、接纳和理解，找到了未来的方向和动力。

五、有经历就有记忆，有记忆就有回忆，有回忆就有所触动

从“父亲只是我生命中的一个符号”到“感觉父亲的生活就是为我操劳了大半辈子”“我为自己不能为父母遮风挡雨而感到失败和无能，心里酸酸的”。内心的愧疚和感慨是进入深度洞察和转换认知的标志。“一人一世界”，蕴藏在内心深处的情绪得到释怀，唤起了情感体验的高峰，用内疚检讨自己，从而留下深刻映像，进而改变自己的行为。

内观结束后，内观者感觉如释重负，对父亲产生了内疚感。原以为自己没有给父亲增加过任何麻烦，内观完全颠覆了自己原本的判断，让他完成了一次心灵深处的净化和蜕变，懂得珍惜父爱并转换成自己的能量，内化成自己未来行动的资源。

（王锦蓉）

第六章　对妻子的内观

第一节　内观者概况

内观者，男性，37 岁，中专学历，家中独子，父亲对其管教比较严格，但平时与其很少交流，只关心孩子的考试成绩，打骂较多。母亲不太关心教育，只负责其生活起居。他在小学初中阶段学习成绩尚可，中专学习阶段表现懒散，经常旷课、不服老师的批评教育。

他毕业后即步入社会，曾是某公司的一名保安员，但由于工作懒散，和其他保安员相处不融洽，不到一个月即被辞退。待业很长一段时间后，他在家人的帮忙下，开了一家小超市维生，并认识了现在的妻子，谈了三年恋爱后结婚，一年后女儿出生。但随着网络购物的冲击，加之不善于营销、服务态度不周等导致超市生意不佳，他心情十分低落。平时他脾气不好，在家经常和妻子吵架，对女儿也不太关心。岳父岳母对此特别不满意，曾劝自己女儿和他离婚，他对此特别气愤，认为他们看不起自己。他中专毕业后就在社会上闯荡，有些社会习气，自我意识较强，自我思考水平较高。

三个月前，他和妻子吵架后，妻子带着女儿回了娘家，加之现在疫情暴发，至今没回。自从妻子回娘家后，他觉得自己生活的世界很黑暗，感觉自己最亲密的爱人都不能理解自己。和妻子分开的这段时间，他感到自己整个人要垮了，平时注意力很难集中，寝食难安，感觉疲惫。疫情期间也不能出门，他在网络平台上看到关于心理健康和心理咨询的信息，就进行咨询，希望能获得帮助，改变自己目前的状态。

第二节　内观步骤与方法

一、内观访谈

通过访谈，内观指导师了解内观者的基本情况后，给他进行了内观疗法的基本介绍，介绍了分散内观的基本原理和方式，他签署了知情同意书，并进行了基本的心理评估。

1、自评量表心理测试

在征得内观者的同意下，对其做了艾森克人格测试（EPQ）、抑郁自评量表（SDS）评分、焦虑自评量表（SAS）的心理测试。

艾森克人格测试（EPQ）：E41；N72；P64；L50。测试显示内观者的气质为抑郁质（内向不稳定），表现为对一般人缄默冷淡，不喜欢刺激，常常焦虑、担忧，安静、离群、紧张、易怒，对各种刺激都表现地十分激烈，情绪激发后很难平复下来，因而影响了正常的社会适应性。

抑郁自评量表（SDS）评分：53 分（标准分）；焦虑自评量表（SAS）评分：59 分（标准分）。量表测试显示内观者有轻度抑郁和焦虑情绪。

2、绘画测验

指导内观者绘画树木人格图如下：

从图中发现内观者缺乏稳定性，意志薄弱，没有目标和方向，

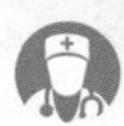

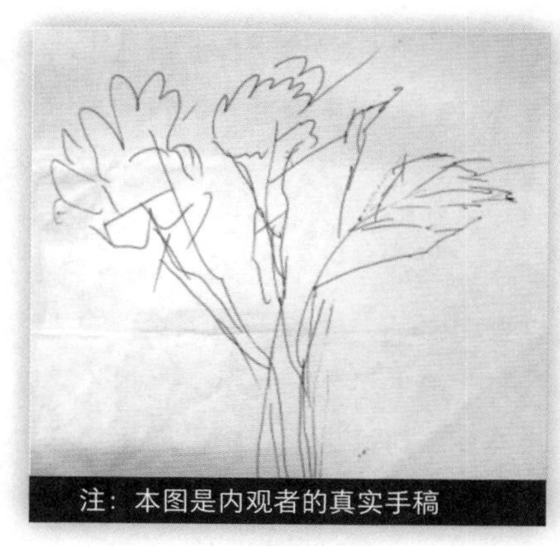
注：本图是内观者的真实手稿

具有漫不经心的态度，处于漂泊的状态；易被感动，没有主见和立场，容易被其他见解和立场影响，有很多想法，但缺乏行动力，爱幻想，冲动，坚持力不够；情绪不稳定，易激动，脾气急躁，工作、生活比较混乱；在人际交往上善于隐藏自己。

3、内观目的调查访谈

内观者想通过内观，一是解决自己的情绪问题，特别是焦虑和抑郁的痛苦情绪。希望能通过居家内观的方法，改变自己目前的状态。二是希望能够缓和并解决与妻子的关系问题，他认为和妻子分开这段时间以来，感到自己整个人要垮了。如果问题不解决真的很可怕，也特别焦虑。

二、确定内观方法

1、采用分散内观

由于现实原因，内观者认为无法进行集中内观，最终选择了居家分散内观。具体而言内观者采用自己记录与每天选择 1.5~2 个小时进行一次居家内观的方式，内观完成后，通过视频与内观指导师交流 20 分钟左右。同时，由于抑郁与焦虑情绪是他当前最重要，也是他最想解决的问题之一，并且这两种情绪都与其妻子直接相关，内观对象锁定为妻子。

经过对前半生重大事件的整理和分析发现，内观者的家庭关系存在不平衡，特别是童年、青少年时期的家庭教育方法不当，父亲的教育方式比较强硬粗暴，缺少正向的积极鼓励，导致他自小缺乏安全感，缺乏正向引导，再加上母亲对其放任不管，使得他的一些基本的心理需要长期缺失。小时候读书很努力但成绩不佳，在中专阶段，他努力学习但仍无法达到父亲的要求，就尝试用放弃和对抗的方式来取得对自己生活的主控权，以此来对抗父亲的管教，然而这些过激的方式并不能满足他对爱和归属的心理需求，加上事业不顺、夫妻关系不和、岳父岳母不喜欢等一系列的负性生活事件对他也产生了影响，这让他体验到更多的不愉快和自卑，最终陷入了自己所营造的恶性循环的行为反应怪圈。他性格内向、自卑、敏感、情绪不稳定是造成心理问题的人格因素，不合理信念、歪曲的认知偏差是形成心理问题的认知因素。他的认知偏差表现为认为自己无能，只有用放弃和对抗的方式才能获得生活的主导权和存在感，并把自己的想法投射在对方的身上，总是把别人往坏处想。不能很好地适应婚后生活，不能很好地进行角色转换，因此产生了此次的心理问题。

2、确定内观时间

由于是对妻子的内观，根据内观者的人生重大事件回忆及与妻子之间的重要事件的节点，我们把他内观的时间分为五个阶段：一是和妻子初次相识（27~28 岁）；二是恋爱过程（29~31 岁）；三是结婚到女儿出生前（32~33 岁）；四是女儿出生（34 岁）；五是女儿出生到现在（35~37 岁）。

根据内观时间段的设定及每天的安排，他下午有整段的时间可以做内观，商讨后决定进行为期 5 天的居家分散内观，具体时间安排在每天下午 2 点到 4 点，与咨询师的视频联系安排在 4 点开始，20 分钟左右。

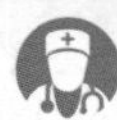

三、内观前准备

1、内观主题确认

从"别人为我所做的""我为别人所做的""我给别人添的麻烦"三个问题入手，帮助内观者明确三个内观主题："妻子为我所做的""我为妻子所做的""我给妻子添的麻烦"。强调三个主题不能改变顺序，直至内观第一个主题结束后，方可开始内观第二个主题，依此类推。但在内观后面的主题时，允许回到前面的主题上。

2、内观设置确认

内观者在内观时，要求在一个独立的空间，不受外界的任何干扰，同时不做与内观无关的任何事情，如看手机、接听电话等。提醒他跟家人协商好，保证内观时不干扰到自己。

3、内观时间确认

内观时长是 1.5~2 个小时，在这个时间段里完成一个时间阶段的三个主题的内观。如果计划在第一天晚上完成第一个时间段的内观，则应从第一个主题开始，回忆妻子在这个时间段为我做了什么，围绕这个主题想完再开始第二个主题，我为妻子所做的，依此类推开始第三个主题，我给妻子添麻烦的。

4、内观内容确认

在内观时，我们不分析大脑中已经存在的现有的东西，而是回忆在那个时间段里面内观者真实经历过的事件。即内观时要不断提示他回忆的内容要有具体的细节，要有画面感，能够回忆事件发生的时间、地点、具体情节，内观对象的行为、动作、表情、语言、态度，涉及物品的色彩、形状、大小、用途，自己当时的感受、情绪、状态等。尽量不要去评判，只是静静地回忆过去发生的，与内观对象有关系的事件。如果内观者的思维有飘逸也不要紧，记得回来聚焦到自己的内观对象与内观主题上来即可。

第三节 常见问题与指导

一、对居家内观疗法比较陌生

一开始内观者对通过心理咨询求助的方式比较陌生，对于居家分散内观的方法更是不理解。幸好内观指导师有足够的耐心和技巧激发他的内观动机，最主要是做到了对他真正的尊重，这会给予内观者莫大的支持和力量。虽然居家分散内观基本靠他自己进行，但是咨访关系的建立仍很重要。本次咨访关系建立得不错，使得居家分散内观的进程顺利推进，实现了咨询目标。这主要得益于他积极主动的求助以及认真配合的态度，每次内观都能准时进行，积极按照内观指导师设置的要求去做。他比较信任内观指导师而且领悟力较高，比较适合采用居家分散内观。内观指导师也尽可能地在现有条件下为内观者营造舒适、信任的环境。他在内观过程中和结束后不止一次地表达“我特别珍惜做心理治疗的机会，特别感激能让我体验并学会内观。”

二、对妻子的内观状态有起伏

内观者正式对妻子开始内观的时候显得焦虑、紧张，坐立不安，注意力不集中，后在语音面接指导中，内观指导师给予积极的正向引导，不断鼓励，使他逐渐放松情绪，基本掌握内观的方法。第二次内观时，他的注意力相比第一次更加集中，对所回忆的内容画面感清晰，原本以为已经忘记的一些小事，没想到现在还回忆得起来，令他感到很意外。第三次是居家内观中具有挑战性的一天，内观者出现晚上睡不踏实、坐不住、注意力难以集中等情况，在内观后的

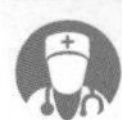

面接中指导师多次询问其身体情况并且鼓励其在家可以做一些伸展运动，积极引导他继续围绕内观的三个项目进行回忆和记录，同时鼓励他在对事件进行回忆时可以将自己当时的不合理信念找出来，结果令他大吃一惊：“原来我当时有这么多不合理的想法啊！”。第四次内观开始，内观者开始意识到妻子为自己付出许多而自己却鲜少为她付出的强烈对比，也让其愧疚万分（健康的愧疚感），有时说到动情处，他会有些许情绪波动。第五天内观者状态良好，回忆的内容也丰富细致，很多细节都能清楚地回忆起来，同时他也清楚地认识到自己的不合理认知带来了很多不必要的麻烦和痛苦。他突然领悟到妻子对自己和女儿无私的爱，以及自身对这些爱的不理解与伤害，对妻子的态度发生了转变。

内观
爱
丈夫不是父亲
妻子不是母亲
爱都藏在了柴米油盐酱醋茶里
需细细体会、观察…
2020.2.20
作者：YUKI
指导老师：李红老师

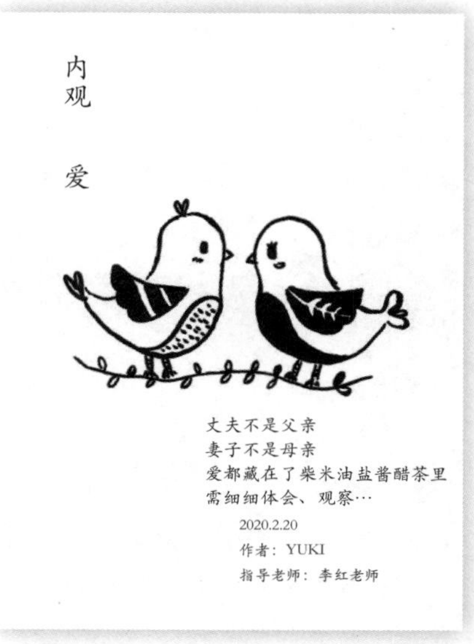

第四节　案例效果与分析

一、案例效果与评估

经过居家分散内观治疗，内观指导师对内观者进行复测后发现，其抑郁焦虑情绪明显缓解，其本人也觉得更加自信：“我不觉得自己那么差了，我觉得自己经过努力还是可以和妻子好好沟通的，我也更加开心了。”回顾整个咨询过程，内观疗法的效果还是很明显的。具体而言：

心理测验结果：SDS 分从咨询前的 53 分（标准分），降到咨询后的 42 分（标准分）。SAS 分从咨询前的 59 分（标准分），降低到咨询后的 45 分（标准分）。

自我评价和主观体验：失眠现象消失，食欲恢复，焦虑状况减轻，感觉心情舒畅了很多，和妻子关系和缓，和家庭成员都能和平相处。

社会功能状况：可以进行正常饮食、睡眠，恢复正常人际交往，工作效率提高。

内观指导师评估：两周后的电话随访，内观者的抑郁情绪已基本消失，能与妻子进行正常的电话沟通，虽然仍会有情绪波动出现，但自己能及时感受到并有控制意识，能较好地融入到家庭生活中去。

二、内观者转变分析

1、认知模式的重建

居家分散内观帮助内观者学会从他人的角度审视自我，在对“别人为我做的”“我为别人做的”和“我给别人添的麻烦”这三个问题的思考中，提高同他人的共鸣协调和自我控制能力，领悟到自身获得的社会支持，同时也重新调整了认识事物的角度，能够客观地认识社会环境，进一步提高社会适应能力。从他在第四天对妻子进行居家内观的部分内容可以看出其认知模式的变化，内容如下：

“这次带来的麻烦是在 2018 年，我记得那一年有一次吵架，我们已经开始谈离婚协议了，这几天内观过后我发现虽然她家里人都不喜欢我，但她心里还是一直有我的。以前吵架归吵架，但一两天就和好了。吵架次数多了，她家里人就提出要离婚，当时我一生气

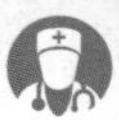

打电话说‘那就离婚吧，你下次直接把离婚协议带来！’挂断电话我就离开了家，那阵子她边照顾孩子边上班，非常辛苦。本来一个好好的家庭，被我的臭脾气搞成这样，当时也是个很大的麻烦，本来孩子由两个人带还好一些，现在由她一个人带也给她带来了比较大的麻烦。”

可见，当内观者在完成这次对妻子的内观后，开始觉察到对于妻子的伤害，开始产生痛的感觉，内心开始产生扰动。

2、对自我的重新接纳

引入居家分散内观前，内观指导师非常担心内观者的心理状态是否能够承受并坚持完成全部的内观治疗。这既是对内观者的一次考验，也是对特殊情况下居家分散内观的一次考验。内观给他提供了一个反观自己和妻子关系的绝佳机会，使他系统回顾了自己过去对妻子的行为，重新体验了过去的情感状态。他深刻体会到了妻子和家庭的温暖，体会到被爱感、连带感、羞耻感，认识到自己给妻子带去的伤害，决定重新接纳自我、承担起家庭责任，产生了主动恢复关系的想法，更坚定地面对未来的生活。

3、案例启示

内观疗法的精髓并不针对内观者的病理性症状，而是以它独有的治疗机制来帮助内观者心理上的病理部分自动得到有效且根本性的治愈。通过内观治疗，能够看到他个人的成长，改善了人际关系，树立了自信心，避免其跌入抑郁等情感地狱。居家分散内观让他对妻子以自我提问的形式进行反思，从中挖掘“被爱的感觉”，这正是他所缺失的。这三个问题让内观者在爱与被爱的内观强化中发现，自己曾经得到过妻子许多的爱和温暖，同时给妻子造成了太多的麻烦，从而将注意力集中在被爱、被给予的回忆里，体验幸福和满足的感受。同时在和内观指导者面接中进一步修正他的非理性信念，

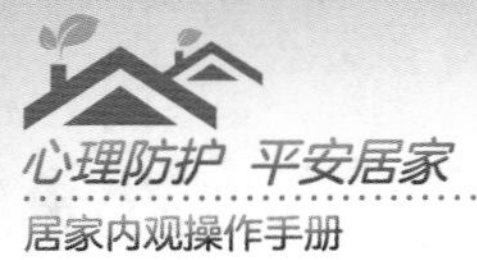

改进他对妻子及家庭的看法，消除不满情绪，重新认识与家庭的亲情关系，从而减轻情绪症状。

在疫情防控的特殊时期，居家隔离给内观疗法的运用提供了很好的物理设置空间。运用居家分散内观帮助内观者挖掘自己内心的力量，倾听自己内心的声音，触动他内心健康的部分，发现原本就有的正能量，精心培育，让它茁壮成长。他此次内观后能清晰地认识到自己的变化过程，特别是在内观妻子之后对妻子话语里的真情流露，才是内心最真实的东西。这点提示我们，未来在引导来访者做内观的时候，要在内观过程中的自发性上做更多的思考和努力。内观疗法以它独特的咨询机制和有效性对解决夫妻关系相关的心理问题是非常有意义的，内观给夫妻撒下了一颗种子，只等待他们更好地去呵护，培育其成长。

（柳毅）

第七章　对丈夫的内观

第一节　内观者概况

一、一般资料

内观者，女，29 岁，再婚，成人本科、低收入，原生家庭中排行老大，父母重男轻女，外地学习工作，常年缺少往来，与父母关系一般；其丈夫，32 岁，再婚，硕士，教师，家中排行老小；两人有共同小孩，不在身边，公婆代养。

二、来访者问题

情绪与压力管理、夫妻关系咨询。

三、问题归类

内观者存在人际关系、自我认知、婚恋关系、情绪等方面的困扰。

内观者外在表现：和丈夫争吵时表现为主观、固执、敏感多疑、缺乏安全感、好争论，不能接受别人的批评，以自我为中心、自命不凡，对他人吹毛求疵，对自己百般原谅，喜欢强词夺理，自我评价过高，爱空想，遇事专断，情绪易激动，不能冷静面对矛盾和冲突。

四、内观目的

1、目前主要苦恼

内观者认为丈夫看不起自己，总是讽刺挖苦自己，感觉这是自己人生中受到的最大的侮辱和打击。内观者每天都在幻想和自己无关的事情；恨自己不争气，总是“无志者常立志”，做事情也总是拖延。

2、苦恼产生的原因

战胜不了自己，喜欢安逸。

3、内观想达到的目的

心境安宁，心态平和。

4、能否完成训练

能。

第二节　居家内观准备

一、内观的三个主题

1、丈夫给我的恩惠有哪些？

2、我给丈夫的回报有哪些？

3、我给丈夫添了什么麻烦？

二、总体要求

1、后面四天的作业：对丈夫进行内观。根据他们相识相知的过程大致分成四个阶段（每天一个阶段）：2017 年之前，2017——2018 年，2018——2019 年，2019 至今。

2、严格围绕三个主题进行回顾，让自己设身处地，回到那时那地，

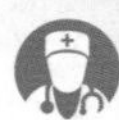

忆起具体颜色、质地、大小、数量，越细致越好。

3、重要提示：锁定主题，锁定人物，每日固定时间进行内观（15:00——16:30）。

4、接下来 4 天都是按照这 3 个主题，条理清晰地把曾经的生命故事，分类整理一下。

5、只内观丈夫一个人。

6、有问题通过微信提问。

三、准备活动

每日内观时，在家里适合的角落静坐，将自己的姿势调整为舒适和放松的状态。双目微闭，将注意力集中于前面 1 米左右想象中的一点。深呼吸 3~6 次。尽量摒除大脑中的杂念，让自己心灵回到过去的时空。

四、内观导入

（2020 年 2 月 15 日）

1、收集一般资料，详细准确地评估内观者的问题，包括个人成长史及家庭社会心理背景、求治动机等。

2、介绍内观疗法的缘起、治疗意义、治疗设置、适应证等相关问题，促进来访者的治疗动机。

3、确定居家内观环境。

4、确定每日居家内观时段。

5、内观者进行基础心理评估（采用《内观和谐认知问卷》），并签署知情同意书。

6、请用彩色铅笔绘制一幅风景画，其中包括人物、树木、房子、丈夫。

第三节　内观步骤与方法

一、第一段内观

时间：2020 年 2 月 16 日 15:00——16:30

内观对象：丈夫

内观阶段：2017 年之前

（一）丈夫给我的恩惠

1、我们租的房子，费用由他全部承担。

2、他虽然当时是合同工、欠着外债，但还是给我买了戒指、裙子和生活必需品。

3、我工作不稳定、工资低，想考研究生，他让我辞了工作，给我提供生活费，让我在家里专心复习考试。

4、每天他都会给我一些惊喜，有的时候送我玫瑰花，因为他知道我喜欢红色玫瑰。

5、电话欠费，他会帮我充话费。

6、我从小受妈妈的影响，不喜欢吃早餐，他会督促我吃，慢慢的胃养好了，不会再痛了。

7、我平时记忆力不好，洗澡总是忘记拿毛巾，所以经常打断他的工作让他帮忙，他语气平和地对我说，以后要记得了，不然会感冒的。

8、在我准备考研的时候，他给了我很大的帮助和支持。尽管他当时还是临时工，工作不稳定，家里还有债务没还清，但他还是毅然决然地让我辞去私立医院那份毫无意义的工作，让我安心在家看书、学习。

9、过年了，他会主动把机票买好，带着我一起回家过年，我家

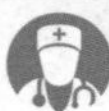

在东北，自从读中专后，十多年我只回过父母家两次。他的家人对我也很好，让我收获了满满的幸福。

（二）我给丈夫的回报

1、我努力学习做一个好妻子，学做饭菜，打扫卫生。

2、经常买菜、买水果给他吃。

（三）我给丈夫添的麻烦

1、我会吵架，说很难听的话，往他伤疤上撒盐。

2、我心情不好时自控力差，会砸东西，有一次我将手机砸了，他给我买了新手机。

二、第二段内观

时间：2020 年 2 月 17 日 15:00——16:30

内观对象：丈夫

内观阶段：2017 至 2018 年

1、丈夫给我的恩惠

（1）有一天，我骑共享自行车，手机忘在车筐里，回去找不到了，他知道后，很慷慨地对我说："没关系，我再给你买个新手机吧"，拿到新手机，我心里非常感激。

（2）他会和我一起给孩子洗澡，帮我减轻负担。

（3）他会常带我和孩子一起出去玩。

（4）公公、婆婆来我家里时，他会带着我们一起去公园玩，照顾我们一家人。

（5）他送我按摩仪 2 套，以及去脚皮的仪器，是家里的经济支柱。

（6）我月经肚子痛的时候，他给我买红糖姜茶。

（7）我偶尔会对他说同事的坏话，他总是教育我说："不可以背后说人家坏话，要看到人家的不容易。"我一脸羞愧。

（8）早晨起来上班，突然下雨了，他会把雨伞递给我，嘱咐加件衣服，别受凉了

2、我给丈夫的回报

（1）我会做好饭菜、打扫卫生、洗干净衣服。

（2）他侄子考研究生时，我帮助他侄子准备报考需要的资料，让他安心上班。

3、我给丈夫添的麻烦

（1）在他写文章或工作时，我时常打扰他。

（2）我心情欠佳时，经常说他不喜欢的话，和他大吵，影响了他的心情。

（3）我总是犯糊涂，说话冲动，给他的感觉总是傻傻的，让他又气又好笑。

三、第三段内观

时间：2020年2月18日15:00——16:30

内观对象：丈夫

内观阶段：2018——2019年

1、丈夫给我的恩惠

（1）在炎热的夏天，他会带雪糕回家，带回平时我喜欢吃的水果和鸡肉。

（2）他会和我一起给孩子洗澡，帮我减轻负担。

（3）他会常带我和孩子一起出去玩。

（4）公公、婆婆来我家里时，他会带着我们一起去公园玩，照顾我们一家人。

2、我给丈夫的回报

（1）我会尽一个妻子的本分，在家做好饭，等他回来一起吃饭。

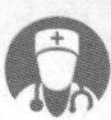

（2）天气热了，我会帮他买短袖。

（3）他的内衣内裤、外衣外裤，我都会帮他整理到衣柜里，折叠得整整齐齐。

3、我给丈夫添的麻烦

（1）打扰他工作，打电话不分时间，有几次他在工作时我还不停地打电话给他。

（2）我会疑神疑鬼、无中生有、胡思乱想、歇斯底里，和他大声吵架。

（3）在日常生活中，我心情不好，就会和他吵架，越是生气、越不理智，骂人越厉害，他忍耐到了极限，也会崩溃，家里被我弄得鸡飞狗跳的。

（4）我心情不好时自控力差，会砸东西，有一次将洗脚机砸坏了。

四、第四段内观

时间：2020 年 2 月 19 日 15:00——16:30

内观对象：丈夫

内观阶段：2019 至今

1、丈夫给我的恩惠

（1）他拿着工薪阶层的工资，还要养我和孩子，他向家里借钱买了房子，每个月还 4500 元的贷款，还要负责平时的日常开销，他操心将新家装修好，安置了家电、家具。

（2）他买了两个大的鱼缸，养了孔雀鱼、小红帽鱼，还有慈鲷，每天喂食，看着小鱼嬉戏，给我带来了欢乐。

（3）他心疼我每天做家务，给我买了蜡疗仪，我每天做手膜，皮肤细腻了很多。

（4）他会带我和朋友一起吃饭，他很优秀，接触的朋友也是优秀的人，我也提高了一个层次。

（5）他会帮我收拾碗筷，帮我洗碗、拖地，减轻我的负担。

（6）回老家过年、看孩子，他都会买好往返的机票。

（7）在他的老家有一天下雨，我头发淋湿了，打好水准备洗头时，他拿来水瓢，帮我冲洗干净。

（8）突如其来的疫情，他会买菜和水果回家，还会分享给我的同事，他会嘱咐我，注意戴口罩、注意防护。

2、我给丈夫的回报

（1）每天做好饭菜、打扫卫生、洗衣服，整理衣柜，创造一个温馨的气氛，让我们都很舒服。

（2）天气冷了，我会和他一起泡脚，放上艾叶，冲走疲惫。

（3）我会养花草，有文竹、芦荟、栀子花、茉莉花，每天我都给花浇水，特别是吊兰、绿萝，长得非常好，给家里带来了春的气息。

（4）他一向节俭，很少给自己买衣服，天冷了我就偷偷在网上给他买了一套棉睡衣。

3、我给丈夫添的麻烦

（1）我总是和他吵架，而且声音很大，从来都不讲道理，无理搅出三分理，嘴巴特别能骂人。

（2）我不高兴的时候，不想和他说话，他和我说话时，我也不理他。

（3）他平时工作压力大，我时常在他工作时打扰他。

（4）我一直在私立医院上班，近几年私立医院生存困难，时常发不出来工资，生活上没有经济来源，是他支撑了这个家。

五、内观总结

2020 年 2 月 20 日 15:00—16:30

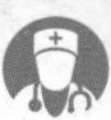

1、书写回报方案

（1）对方真实需要的：贤惠、大度、包容、有素质、有担当的妻子，生活和工作中多关心，彼此爱护，彼此欣赏。

（2）自己角色之内的：做一个好妻子、好儿媳、好妈妈。

（3）自己力所能及的：严格要求自己，改变自己的人生格局。

2、绘制风景画

请用彩色铅笔再绘制一幅风景画，其中包括人物、树木、房子、丈夫。

3、内观者再次进行基础心理评估（采用《内观和谐认知问卷》）

4、内观前后的对比

（1）将前后的文章完成进行对比，看看自己在哪些方面有变化。

思想上：开始我想到的都是对方的不好，而没有想到对方的不易、艰辛和坎坷；原来觉得对方付出都是理所应当的，而没有一丝感恩；原来自己的付出都不是单纯的，而是心有所求的；原来他想要的回报，我都没有认真倾听，给予真心的帮助；原来刁蛮、不优秀的自己，给丈夫添了那么多的烦恼。

言行上：原来我和他都是各自忙着各自的工作，没有时间交流，也不想交流，但这突如其来的疫情，让我们有了充足的独处机会，将内观的感悟融于言行中。言语柔和了，行动上更关心彼此了，争吵就没有了。自己以前那么无理取闹、无中生有、敏感多疑，对此我感到很惭愧。

（2）内观前后的对比，看看画面有什么变化，画面反映出的内心、思想、情绪有什么变化。

第一幅画，是自己家人开心、快乐、无忧无虑。

第二幅画，责任和爱，我和丈夫一起送孩子上学，让孩子学知识、学文化，长大成为对国家有用的人。

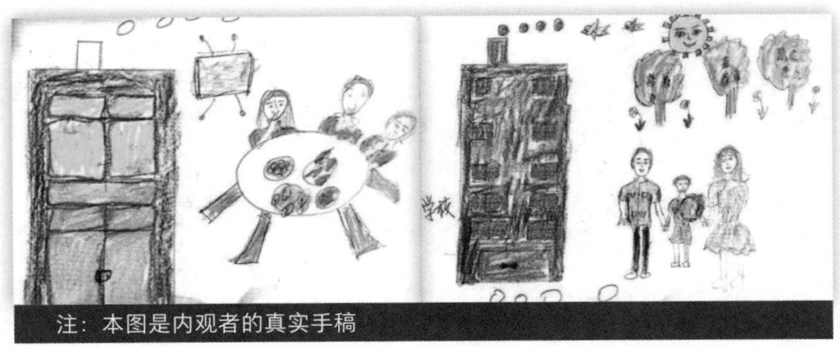

注：本图是内观者的真实手稿

5、书写内观总结

新冠肺炎疫情让我感到焦虑和恐惧，觉得不习惯与自己相处；往常，我盼望能和丈夫多待一些时间，现在，愿望实现，我反而害怕与丈夫的冲突加剧。没有想到的是，我们在家相处出了爱、感恩和惭愧。往常，我不讲道理、无理取闹、无中生有，现在明白不能姑息自己的缺点和错误，对待爱人要真诚和热情。我之前苛责丈夫，搞得家里鸡飞狗跳、矛盾重重，现在通过内观，自己明白要反省，以前的种种都不再成为困扰我的问题了，我也明白自己需要什么，应该怎么争取家庭的和谐温暖了。

六、内观恳谈

2020 年 2 月 21 日 15:00——16:30，微信交流内观感受和收获。

内观结束语：内观训练结束了，内观生活开始了！

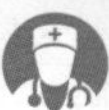

第四节　常见问题与指导

一、进入内观治疗状态迟缓

内观者与丈夫长期矛盾，积怨已深，她经常指责丈夫，看不见丈夫的付出，一开始进入不了内观。由于网络内观的特点，无法实现全天候专职的内观，还有对疫情的担忧，各种各样的琐事在干扰内观者，所以很难安静、深入下去。这就往往造成内观进行不下去，内观者觉得丈夫什么也没为自己做过。这是很正常的现象，其他内观者也会有一样的情况，第一二天觉得没什么感觉，坚持到三四天的时候，回忆就会像泉水一样咕嘟咕嘟地冒出来了。

二、负面情绪干扰

内观后，内观者能够自行平复自己觉察到的情绪起伏。起初，内观者缺乏这种觉察处理的能力，需要指导师陪伴，帮助平复。

正面情绪和负面情绪都是人们本自具足的。内观者受负面情绪的困扰，极力想办法抵抗、逃脱，又走不出来，徒劳地耗费其精力、时间，这是常见的现象。

允许内观者有情绪的波动起伏，坏情绪来时不抗拒、不害怕，好情绪来时不贪恋，内观自己的心，问问自己还有哪些情绪能帮助解决问题，哪些情绪阻碍了自己，对于那些阻碍自己解决问题的情绪，还关心它们干什么呢？

三、思绪反复

不好的想法反复出现，或许是对方确实有很多缺点，使我们难以考虑到付出自己的爱；或许我们心中还有不平衡，难以忘记伤痛；

或许不能熟练地使用感恩、回报、惭愧、理性认知去觉察周围。

在现实问题的冲突中，内观者容易被带到以往的固化状态，这时需要不断地觉察、关照、练习，持之以恒、循序渐进。内观者觉察自己是不是偏离了内观的三个问题，一次一次觉察，一次一次收回散乱的心，直至内观达到心比金坚。有烦躁、有反复时，觉察到“烦恼”，它是磨炼心性之物，也是心灵反思觉醒之机，“烦恼即菩提”，每次“烦恼”都藏着通往“菩提”之路。

四、内观者不理解三个主题

内观开始前，将三个问题间的内在联系发给内观者。

得到：丈夫给我的恩惠有哪些？平时我们常常是索取，都忘了他们曾经给的恩惠，记得的都是对方的不好，我们难以感受到对方给的温暖。

回报：我给丈夫的回报有哪些？心理上我们习惯在给予后要求获得相应回报，一旦达不到这种心理平衡，我们就会拿付出来说事，指责对方白眼狼、没良心、自私——这样的回报和付出是危险的。付出，本身是自愿的，是发自内心、真诚、快乐、没有所求、没有后悔、心甘情愿的事。

惭愧、感恩：我给丈夫添了什么麻烦？别人为我们做事，或者我们获得别人的帮助时，我们常常觉得理所应当、欣然接受，如果求助被拒绝，我们就会开始怨恨，从没有想过别人是否有时间和精力提供帮助，是否会给别人增添负担，别人凭什么一定要帮我们。我们给他人添了麻烦会不会感到惭愧和感恩。

这三个问题，分别从获得恩惠、回报、惭愧、感恩方面进行觉察，常常是我们平日里忽视的部分，通过反复练习，喊醒了本自具足的部分，一旦唤醒了，原来坚硬冰冷的内心会变得柔软和温暖。

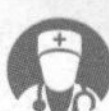

五、内观略见成效时的推进

内观指导师首先应鼓励赞赏内观者。疫情期间，内观者本身有很多的家务要去做，还要准备考试，但是还能坚持每天做内观，精神可嘉。内观者的生活有些拮据，要面对很多现实的困难，内观指导师向内观者提出："在治疗期间您个人的经济、情感方面得到了丈夫很多的支持，丈夫无条件地帮助您，那么，他的精神支撑来自哪里呢？"

第五节 案例效果与分析

一、案例效果

效果满意。刚开始内观时内观者心中充满杂念和怨恨，进入内观相当困难，内观指导师润物细无声地平复她的焦躁、建立同理心，对内观者鼓励支持，实时赞美，最终破冰融冰，她感受到被爱和惭愧后，接下来几天积极专注下来，时常一天完成两次内观，并将内观的感动和惭愧用柔性语言表达给丈夫，获得甜蜜的回报。内观者情感需求得到了满足，感悟到原来爱一直都在，只是自己愚昧看不见。

二、案例分析

采用《内观和谐认知问卷》对内观者进行内观后的效果评定，主要用于评价个体主观认知与客观现实的和谐程度，和谐程度越高，个体非理性认知越少，正性情感越多，心理健康水平越好。该内观者的问卷结果分析：在获得幸福感、无报愧疚感、回馈满足感、归属连带感、付出成就感 5 个因子方面，内观者通过此次的居家内观，均得到了明显的改善。这反映了个体在从多方面和多角度思考和面对问题，洞察自我，在改变错误认知和改善失调的情绪和行为方面均得到了改善；在认知与情感的良性交互、主观认识与客观世界和谐一致、对自我和外部环境达到理性悦纳状态的程度方面均得到了提高。

1. 知己知彼

全面了解患者的家庭沟通状况、情感需求。

2. 善于觉察善良、点亮善良

每个人本自具足真诚、感恩、惭愧、善良、慈悲、柔软的心，内观指导者需要善于觉察，营造欢喜的氛围，内观者对内观指导者产生了信任，善良之光开启，阴暗则无处遁形了。

3. 破冰融冰

语言的引导非常重要。案例中内观指导师时刻觉察自己的语言，做到使用积极、自信、奉献、智慧、看破、放下、自在、微笑、欢喜、愉悦、赞叹等富有正能量的语言。内观指导师用鼓励的语言、赞美及关怀的力量唤起内观者心中的柔美和善良，建立起信任关系。由于微信留言沟通的局限性，切忌使用消极、自卑、自私、悭贪、毁坏、嗔恨、懈怠、散乱、愚痴、消沉、分别、妄想、执着、纠缠、纠结、纠纷等含有负能量的语言。

4. 迎春

抓住时机，促成觉察关照上的质变，认知上的飞跃。

5. 昙花一现的爱，不容易；更不容易的是，长长久久的爱

内观疗法中，内观者觉察到身边的爱，还需要将爱回报于身边，破除旧的恶性循环，建立起新的生机勃勃的良性循环，爱和欢乐才能一直伴随。

6. 从收心，到反复，再到安住

内观疗法中潜藏着将散乱的心进行收摄的作用，需要循序渐进、

 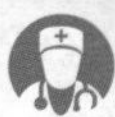

持之以恒地加以练习。①收心：让心意收在预设的“所缘感恩、惭愧”上的心境；②反复：无始来的虚妄心念，会习惯性地想到平日所做的一些事情，所看的一些景物，此时心就跑到所想的“求不得、怨长久”上去，经过一段时间后，若忽而“良知”升起，又把心拉回置于“所缘感恩、惭愧”，可是一会儿又忘记，又想到“求不得、怨长久”上去，于是心又再次跑掉，经觉照又再拉回，像这样断续不定地来回于内观者的心境；③安住：此种心境，心已较习惯安住于“所缘感恩、惭愧”上，妄念一起，即能发觉，并立刻把心拉回，心较安定，不会常常往外跑。

（栾玉民）

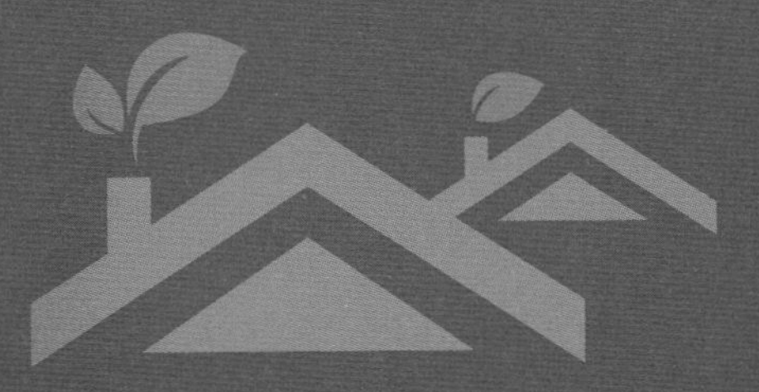

第八章　对女儿的内观

第一节　内观者概况

一、内观者基本情况

内观者，女，48岁，本科毕业，汉族，高校教师，父母均健在，已婚，育有一女（18岁）。2019年她本人身患重病，手术后通过放疗，目前愈后良好。母亲卧病在床，需要人24小时照顾。父亲虽然身体非常好，但是不会照顾人，还要别人照顾他的衣食住行等，不添乱就是最大的帮忙。夫妻关系良好，但是由于先生是外地人，在本市没有太多的社会关系，日常生活中也不太会干活，用她的话来说自己管了家里，还要管外面，活得非常累。女儿从出生到现在，一直是由她自己带大，平时跟自己的父母也不住在一起，有空的时候会带着女儿去自己父母家，先生因为工作比较忙，去得相对比较少，但只要有空就会一起去。一方面她要上班，工作压力非常大，单位的要求特别多，疲于应对；另一方面回到家要照顾父母，教育女儿，整天忙得身心俱疲，感觉无法继续撑下去。

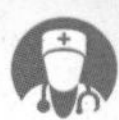

二、内观的原因

在教育女儿的理念上内观者跟先生的意见不统一，她对女儿期待非常高，而先生则是觉得只有一个女儿，顺其自然就好，不要让孩子太辛苦。因此，夫妻之间经常会因为对女儿的教育理念不一致而争吵。

女儿从小学到初中学习一直非常优秀，上的是最好的小学与初中。但中考失利，没有能够考上她和女儿心目中的好学校。虽然现在的学校也不错，就读的还是最好的班级。可是不知道什么原因，从高二第一学期开始女儿的成绩慢慢地下滑。到第二学期渐渐地女儿不肯去上学，说害怕去学校，害怕学校的老师与同学，担心自己的成绩不好，长得不好看，被别人嘲笑等。她也因此跟女儿的关系非常紧张，在母女冲突中先生不但帮不上忙，缓解不了母女间的冲突，有时甚至会火上浇油。甚至有一次女儿用自杀来威胁她，让她不得不妥协。可是，女儿马上就面临高三阶段的学习，有的时候先生已经把她送到学校门口，女儿也会打退堂鼓，自己坐地铁回家。有一次，先生亲眼看着女儿进学校大门，可是快要上课前班主任打电话说没有看到她。大家疯狂地到处找她，一直到将近中午 12 点时才在学校的假山洞里找到蜷缩的孩子。

这样的状况持续了两个多月，一方面她束手无策，非常痛苦，另一方面她的女儿自己却不愿意接受心理咨询或治疗。

第二节 内观步骤与方法

一、内观访谈

通过访谈，了解内观者的基本情况后，内观指导者给她进行了内观疗法的基本介绍，让内观者签署了知情同意书，并对她进行基本的心理评估。

1、自评量表心理测试

通过测试，内观者的 SDS 标准分为 70 分，显示为重度抑郁；SAS 标准分为 62 分，显示为中度焦虑。结合她的基本情况，一是生活中的应激事件，母亲卧病在床，自己身患重症，女儿不肯上学；二是女儿成绩下滑，与自己的心理期待形成巨大差距，由此与女儿有许多的冲突，先生又不能提供足够的理解与支持；三是由于母亲生病，自己为了更好地照顾母亲，向单位申请调整了工作岗位，在新的工作岗位上自己的时间虽能够充分利用，可是在具体工作上的压力却又大于原来的工作岗位。因此，心理测试的结果与她的心理状态应该是基本吻合的。

2、画家谱图

画家谱图的主要目的是了解内观者的社会支持系统。

内观者为独生女，家庭成员的关系比较简单。父母关系比较好，是比较典型的男主外、女主内的家庭模式。父亲对家里的事情基本不管，母亲在家里任劳任怨，照顾丈夫与女儿。她在母亲生病前并没有太多的感触，在母亲生病后，她一方面心疼自己的母亲，觉得母亲的付出没有得到相应的回报，在母亲最需要父亲照顾的时候，父亲却无能为力，甚至帮倒忙。另一方面她有些埋怨自己的母亲，觉得正是母亲的纵容，才导致家庭的现状，让自己活得非常累，却

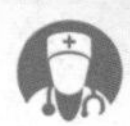

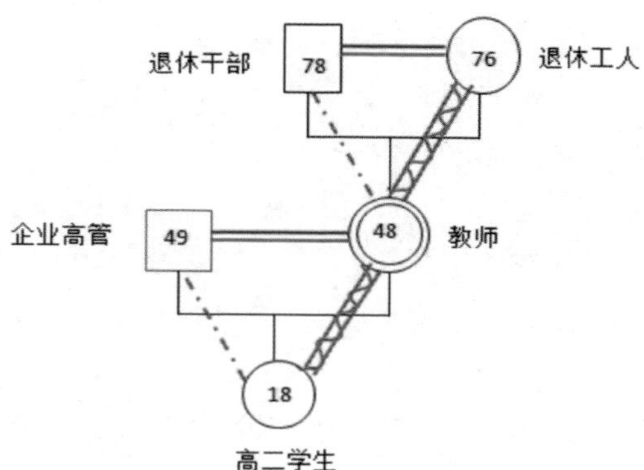

又投诉无门。画完家谱图后，她惊觉自己在重复母亲的老路，当自己埋怨母亲的时候，其实也就是在埋怨自己。

3、内观目的调查访谈

内观者想通过内观，一是解决自己的情绪问题，特别是抑郁的痛苦情绪。她感觉自己在面对工作、生活、女儿的教育等问题上，

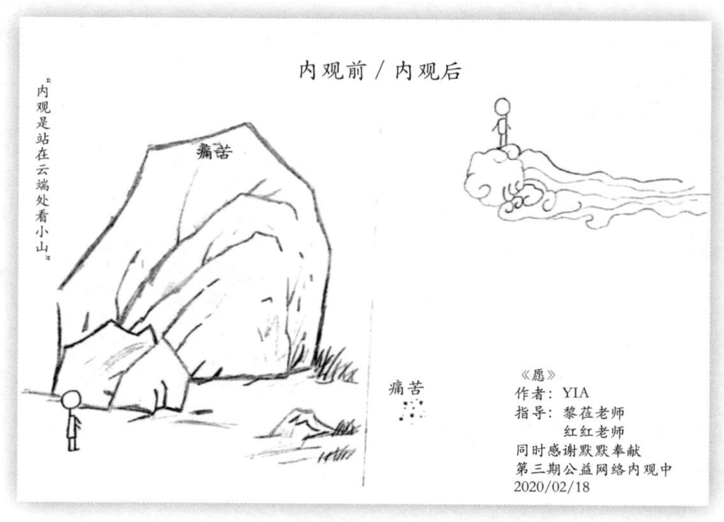

无力感越来越强烈，而原来的胜任感逐渐下降。二是希望能够解决女儿的学习问题。她的先生一直说是因为她的原因导致女儿不愿意上学，可是她却想不明白这是为什么。

她已经在心理辅导机构做过心理咨询8次，其中还做过家庭治疗，但收效甚微，并没有真正地解决问题。内观指导师也提及是因为自己对女儿的期望过高，导致女儿无法承受等原因，可是她自己感觉已经调整与改变了，但女儿还是没有太大变化。她认为2019年下半年女儿就进入高三了，如果问题不解决真的很可怕，她也特别焦虑。

二、确定内观方法

1、采用分散内观模式

由于现实原因，内观者认为无法进行集中内观，最终她选择了分散内观。采用自己记录，每天选择一个1.5~2个小时的时间段进行一次居家内观，内观完成后，通过视频与内观指导师交流5分钟左右。同时，由于抑郁与焦虑情绪是内观者当前最重要，也是她最想解决的问题之一，并且这两种情绪在一定程度上都与她的女儿相关，即内观者最想解决的问题就是与女儿的关系，因此，又采用了亲子内观。

2、内观者生命中重大事件回忆

内观者回忆了女儿从出生到当下的重要事件，有以下7个：

（1）怀孕，内观者是意外怀上女儿的，当时还没有决定要不要孩子的时候，突然发现怀孕了，很惊喜，也很期待女儿的来临。

（2）女儿第一次开口就是叫“妈妈”，这让自己觉得所有的付出都是值得的，再辛苦也是幸福的。

（3）女儿开始上学，整个小学到初中女儿都是德、智、体、美、劳全面发展，奖状拿到手软，得到老师、朋友们的赞赏，自己也引以为傲。

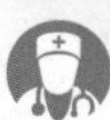

（4）女儿中考失利，没有考上理想的学校，去了一所二流学校最好的班级。她一方面不想责怪孩子，另一方面自己无法控制情绪，感觉当时先生与女儿都受到伤害。

（5）女儿上高中后，跟班级的同学相处不好，基本上独来独往，无论怎么跟她说都没有效果，高一下学期成绩也开始下滑。这中间自己与女儿有了无数次的冲突，先生认为她不可理喻，她觉得自己受到了非常大的伤害。

（6）2018 年底确认自己得了癌症，需要手术及放疗，得到消息时人整个都是崩溃的。她也不允许告诉女儿，担心女儿会有心理负担，一直向女儿隐瞒自己的病情。

（7）2019 年开学，女儿拒绝上学，说害怕自己的同学、老师，嘲笑自己。内观者认为自己无论做什么努力都没有效果，反而将母女关系恶化，与先生的意见又无法统一，感觉自己都无法活下去了。

3、确定内观时间

由于是亲子内观，根据内观者的大事记及女儿重要事件的节点及女儿的年龄，我们把她内观的时间段分为四个阶段：一是 29~35 岁，对应女儿的年龄是 0~6 岁，女儿上小学之前；二是 36~41 岁，对应女儿的年龄是 7~12 岁，女儿的小学阶段；三是 42~44 岁，对应女儿的年龄是 13~15 岁，女儿的初中阶段；四是 46~47 岁，对应女儿的年龄是 16~17 岁，女儿上高中之后。

根据内观时间段的设定及内观者每天的安排，她决定进行为期 4 天的分散内观和 1 次内观小结，具体时间安排在每天晚上 8——10 点，与内观指导师的视频面接安排在晚上 10 点开始。

4、内观前指导

（1）内观主题确认

帮助内观者明确三个内观主题：女儿为我所做的，我为女儿所做的，我给女儿添的麻烦。强调三个主题不能改变顺序，直至内观第一个主题结束后，方可开始内观第二个主题，依此类推。但在内观后面的主题时，允许回到前面的主题上。

（2）内观设置确认

内观者在内观时，要求在一个独立的空间，不受外界的任何干扰，同时不做任何与内观无关的事情，如看手机、接听电话等。提醒她跟家人协商好，保证内观时不受干扰。

（3）内观时间确认

内观时长是1.5~2个小时，在这个时间段里完成一个阶段的三个主题的内观。如第一天晚上完成内观者29~35岁这个时间段的内观，从第一个主题开始，回忆女儿在这个时间段为自己做了什么，围绕这个主题想完再开始第两个主题，依此类推。

（4）内观内容确认

在内观时，我们不分析大脑中已经存在的现有的东西，而是在那个时间段里面我们真实经历过的事件。即内观时她回忆的内容要有具体的细节，要有画面感，能够回忆事件发生的时间、地点、具体情节，内观对象的行为、动作、表情、语言、态度，涉及物品的色彩、形状、大小、用途，自己当时的感受、情绪、状态等。尽量不要去评判，只是静静地回忆过去发生的，与内观对象有关系的事件。当然如果自己的思维有飘逸，也不要紧，记得回来聚焦到自己的内观对象与内观主题上来即可。

 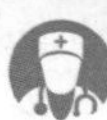

第三节　常见问题与指导

一、内观主题无法全部完成

在第一次视频面接交流时，内观者是对自己 29~35 岁这个时间段进行内观，当时女儿 0~6 岁。在内观第一个主题“女儿为我所做的”时，她的第一反应就是没有，最多就是女儿给自己带来了惊喜与欢乐，其他都是自己为女儿做的。同样，她也觉得自己在这个时间段里第三个主题“我给女儿添的麻烦”是没有的。因此，在内观过程中她就内观了第二个主题“我给女儿所做的”。

内观指导师邀请她描述一次印象最深的女儿带给自己的惊喜，发生在什么时候？旁边有没有人？发生了什么？她说是怀孕期间的一次胎动，晚上睡觉前，先生在旁边，两人一起与女儿互动，她可以清晰地感受到女儿的活泼，当她与女儿说话时，女儿会伸展自己的拳头或脚等，而这样的互动在怀孕后期是经常发生的。她边说，边笑。突然她提及女儿上幼儿园小班的时候，一天她为了是否要给女儿报兴趣班跟先生发生了争执，女儿把自己的小手小心翼翼地放到她的手心，安慰她。这一下记忆就像打开的水龙头，她看到小小的女儿曾经为自己做了许多事情，并不是自己一直以来认为的那样。内观指导师建议她可以在第二天白天有空的时候，继续对这个时间阶段进一步内观。

二、内观思维飘逸无法集中

内观者发现自己经常会从对女儿的内观中飘逸出去，想到自己的父母与先生，想到自己，甚至有时候因为情绪失控，没有办法继续下去，并由此担心会不会影响内观的效果。如在内观女儿出生不

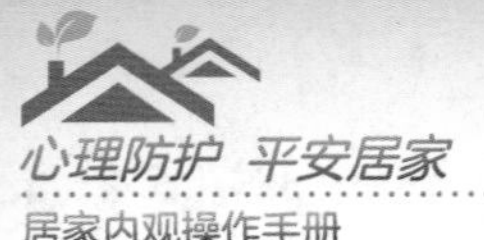

久的第二个主题“我为女儿所做的”的时候，内观者泪流满面。

“当时正好父亲生病，母亲需要在医院照顾他。家里就我一个人，我还要兼顾去医院探望父母，手忙脚乱，可是先生却因为工作需要去了外地一年。也是那个时候自己学会了做家务、照顾女儿等。我觉得自己的付出与得到不成正比，我希望父母身体健康，结果母亲卧病在床；希望女儿能够好好学习，努力争取考上理想的大学，结果她不想上学了；希望先生能在身边，结果他必须去外地工作……”

内观指导师共情内观者的感受，同理她由过去为女儿的付出，想到现在的情况，这样的思绪飘逸在内观过程中是被允许的，但我们要记得聚焦回到对女儿的内观上来，聚焦到具体时间段上来，这样并不会让内观效果受到影响。甚至当我们内观到后面阶段时，也可以想到前面时间段里内观时没有回忆起来的内容。

三、内观内容松散，较多评判

内观者进行内观时经常会站在现在已有的观念上去评判过去，指责他人。画家谱图的开始她认为自己跟母亲的关系是非常好的，而且自己能感受到母亲的不容易。可是当她在内观第四个时间段的女儿时，一方面她已经意识到自己的高标准严要求给女儿带来了压力与伤害，另一方面她也觉察到自己之所以如此，是因为从小母亲就对自己有很高的要求。她会去埋怨母亲，对母亲的过去感到不满，觉得自己现状中很大一部分原因是由母亲造成的。这也体现出她的内观内容松散，思维飘逸比较多。

因为我们是亲子内观，需要解决的是内观者的情绪及与女儿关系问题，因此内观指导师提醒她回到当下，关注此时此地内观女儿时对自己的觉察，而对父母的内观我们可以放在以后去完成。当然我们不需要告诉她如何去调整对女儿的要求，她完全可以自己做到。

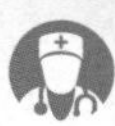

四、内观者的情绪无法控制

在视频面接指导时，她多次提及自己在内观过程中情绪失控，最厉害的一次是失声痛哭，引起先生的担心，甚至在后来提醒她要不要终止内观。她也担心因为情绪失控，导致自己内观时间不够，从而影响内观的效果。

其实内观时的情绪表达是正常的，特别是在回忆到触及自己深层次东西时更是如此。内观指导师让内观者排除身体问题后不要过于担心。情绪失控其实更多的时候是一种情绪的宣泄，有利于内观的进行与深入。关于对内观时间的担心，则更加没有必要，一次内观并不能让我们就完成所有的治疗，这只是内观的开始，只要我们掌握了内观的方法，在今后的人生路上，我们可以随时随地进行内观，更好地生活。

第四节　案例效果与分析

一、内观总结

内观者通过 4 次对女儿围绕 3 个主题的内观和交流，在最后 1 次小结视频交流时，她如此描述到：

“感觉自己的内心平静了许多，抑郁与焦虑情绪都得到了缓解，能够做到这样是在内观过程中，自己看到在与女儿的关系中，不再是自己单向地付出，而是双向的。无论是 0~6 岁的女儿，还是现在的女儿，其实一直在为自己默默地付出。特别是内观到女儿不肯去上学的时间节点，其实跟先生要去外地工作时间是重合时，想起来先生被公司外派工作一年，而自己生病、母亲卧病在床等事件，我与先生有了第一次比较大的争吵。虽然先生一再说自己也不愿意，可是我的情绪完全失控，甚至说到离婚。女儿当时在边上目瞪口呆，不知所措。后来不久女儿就说害怕上学，她为此跟女儿有许多冲突。最终先生一方面跟女儿讲清理由，做女儿思想工作，另一方面也再三跟公司领导沟通，把外派工作时间缩短了半年，并经常抽空回来陪伴女儿。这样才得以让女儿偶尔去学校上学，但只要先生不在家，她就不去上学。”

当内观到这一部分的时候，她感觉到女儿在用她的方式保护妈妈，至少不是真正地不想上学。当然女儿不想上学还有其他原因，她说到这里时脸一下就红了，一直以来她不肯承认，她对女儿从来都是高标准严要求，这给女儿带来巨大的压力。她相信自己真的可以放下执念，让女儿可以感受到妈妈对她的真正期望是健康、快乐、幸福，而不是优秀的成绩、名牌高校。

再次让她进行自评量表心理测试，她的 SDS 的标准分为 55 分，SAS 的标准分为 48 分，下降非常明显，也证明了她的抑郁与焦虑情绪确实得到一定程度的缓解。

二、内观回访

在内观结束两个月后，内观指导师对内观者进行电话回访时，她正在跟女儿一起逛书店，现在女儿开始相信妈妈对她并没有过高的期望。女儿也能坚持去上学，但有的时候会不做作业，理由是来不及，可能是因为缺了许多课影响 了学习效率。但女儿也会试探妈妈，如有一天女儿突然说不想去上学，然后看我脸色，当我说可以，你自己的事情自己决定，情绪也很稳定时，她又会说要去上学。那天逛书店也是女儿提出来的，她想买日本动漫书，有意思的事当她给她买时，她又说不买了，等高考结束再买，现在买了也没有时间看。

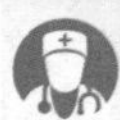

三、内观分析

首先，这是一个亲子关系的分散内观，也可以说是一个焦点内观，但又是有欠缺的，女儿并没有做内观，所以母女之间的互动模式是看不到的，无法确认对内观效果的影响。

其次，由于客观因素，最终选择分散内观，内观环境的设置如何，对内观效果的影响无法确认。

最后，对内观者的情绪无法把控，特别是失控情绪状态如何应对，如何帮助内观者，还需要进一步探讨与研究。

（李爱娟）

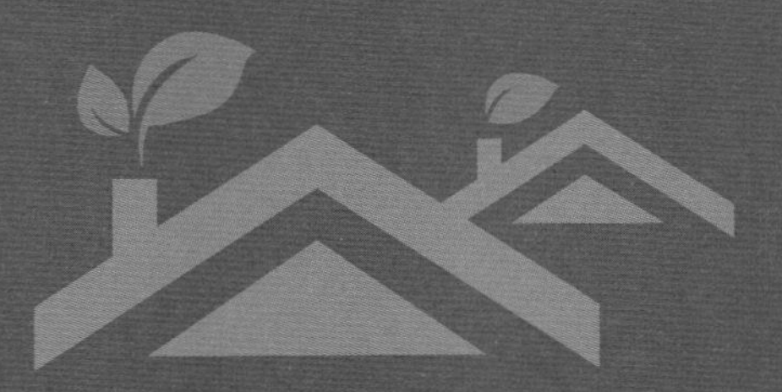

第九章　对儿子的内观

第一节　内观者概况

内观者，女性，45岁，是一位全职妈妈，婚姻状况良好，家庭和谐程度一般。从儿子出生开始，她就对儿子关心备至，事无巨细，对儿子十分宠溺，什么事都舍不得让他做，儿子生活上的要求也尽量满足。随着儿子长大，她开始每天不厌其烦地安排儿子一天的行程，吃什么穿什么，和谁在一起玩，到了周末还给儿子报了培训班。步入青春期的儿子变得越来越叛逆，妈妈不让做什么，他就偏要做什么。这样导致母子之间发生了不少争吵。

现在儿子已经读大学，正值放寒假回家，本来应该开学了，但是受到疫情影响，长时间待在家中。内观者说刚开始相处还好，但是时间一长，她就感到很焦虑、烦躁，时刻提醒儿子戴口罩、勤洗手、少熬夜，有时儿子没有照做，她就更加感到心慌、焦躁，时常晚上睡不好觉。她希望通过居家内观来改善这种情况。

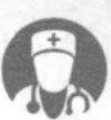

第二节　内观步骤与方法

一、内观前导入

首先，在开始时进行心理治疗前导入，内观者自行学习居家内观疗法概况，确定内观的时间和采用适合自己的居家内观模式，以及开展心理治疗所需的各项准备，以保证居家内观体验顺利完成。

1、疗法简介

对疗法的历史文化、操作方法、治疗原理和注意事项进行简要学习。

2、时间模式

根据居家内观模式自行确定内观时间、空间和模式。

3、内观对象

内观者自行确定若干数量的内观对象，包括与内观者有过共同生活经历的亲近者 5~6 人、讨厌者 1~2 人。在实际应用中，也可以根据情况对内观对象进行调整。本案例以儿子为主要内观对象。

4、心理评估

可以根据研究目的，内观者使用心理量表评估心理特征和精神症状，或者使用仪器设备评估生理、生化和形态学指标以客观地评估疗效。本案例以内观者负面情绪及失眠缓解的主观感受为主要评估。

二、内观前评估

根据对内观者的情况了解，可以分析出她对儿子的态度存在过度宠爱、过度保护、包办替代等问题同时又对儿子严格要求、强调服从、期望值较高。这样的亲子关系属于溺爱型及专制型。并且内观者目前存在明显的焦虑情绪以及失眠等症状。

三、居家内观模式

1、准备靠背椅、笔记本、笔。

2、选择家中的书房进行内观体验，内观时关上门窗，关闭或静音所有通讯工具，面向墙壁，保持放松状态坐下。

3、内观者选择上午 1 个小时，下午 1 个小时，而后根据实际情况适当延长内观时间。

4、每次内观结束后，按照附件二《内观认知疗法自助手册》做简要记录及每日感受总结。

第三节　案例效果与分析

如前几章节所述，内观让大家通过多角度、多维度看待、思考问题，内观者回顾自己的亲身经历，主要围绕三个主题进行思考。本案例是以儿子为内观对象，笔者对本案例中内观的三主题内容加以督导。

一、儿子为我做了什么

围绕“儿子为我做了什么？”这一主题内观，内观者想到儿子小时候在每一个特殊的日子都会为自己送上祝福，特别是在自己生日时会为自己准备礼物。这一次放假在家中儿子意外地帮助自己做了一个蛋糕，全家人都很开心，在一起分享。虽然当时我觉得这是一件很小很简单的事，没有过多在意，但是现在回想起来觉得儿子很用心，感到内心很温暖。其实在生活中儿子也为我制造了很多大

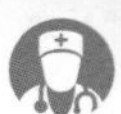

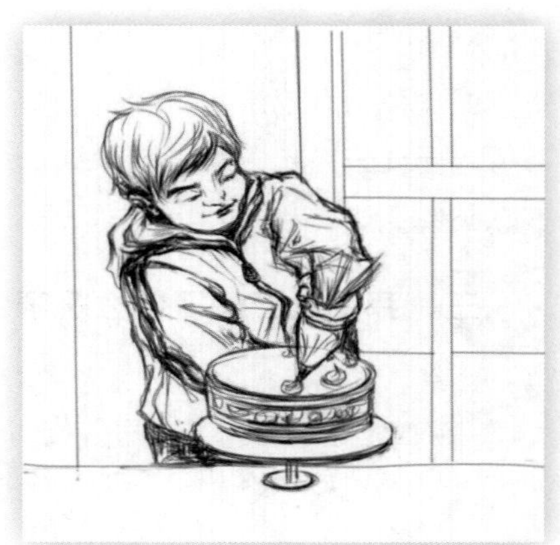

大小小的惊喜，让平淡的生活增添了很多趣味和色彩。只是自己平时过多地在意自己的付出，过多关注于自己为儿子操心的内容，而渐渐忽视了这些温馨的小细节。现在内观过后，我对儿子会有一些歉意和感谢的念头。

疫情期间，内观指导师建议内观者除了按时间顺序依次思考外，也可把注意力多放在近段时间在居家生活中儿子为我的付出并进行内观。尝试去内观儿子用了哪些方式给自己带来了帮助，肯定儿子的价值。

二、我为儿子做了什么

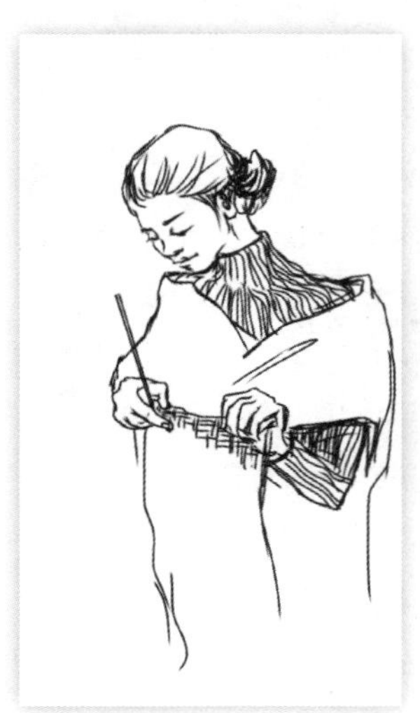

围绕“我为儿子做了什么？”这一主题内观时，内观者想到的内容很多，尤其是在儿子长大后外出上学之前。她回忆中印象最深的是第一次给儿子织毛衣，由于自己刚做母亲不久，还没有掌握织毛衣这项技术，于是向别人请教后自己加班加点学习，终于在冬天来临之时给儿子织好了毛衣，也得到了全家人的赞赏。看着儿子穿上自己织的毛衣，自己感到内心十分温暖。现在回想起来又重温了当时的幸福感。

疫情期间，内观指导师建议内观者除了按时间顺序依次思考外，也可把注意力多放在近段时间在居家生活中我为儿子的付出并进行内观。尝试去内省、看到自己的付出给儿子带来了帮助，肯定自己的价值。

三、我给儿子添了什么麻烦

围绕“我给儿子添了什么麻烦？”这一主题内观时，内观者开始觉得很难回想，也不认为自己给儿子添了什么麻烦。后来经过反复思考，她想到曾经有一次自己和丈夫发生了争吵，儿子一直躲在房间没有过问他们，由于当时自己正在气头上并没有过多地在意这些，事后也没有照顾儿子的情绪，导致后面几天儿子一直都不说话，只顾自己玩手机。现在回想起来，其实夫妻之间吵架，对于孩子来说本身就是一种麻烦，总觉得自己是父母，儿子的成长都是由自己照顾，那父母吵架孩子也要忍受。如果换位思考，把自己换作是当时的儿子，那自己的情绪应该是崩溃的，难以想象父母之间的争吵给儿子带来了多大的痛苦。内观过后，内观者去找儿子谈心，说出了自己的想法。

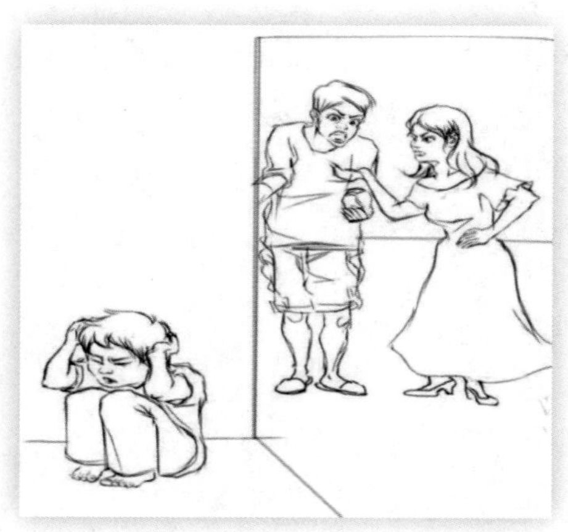

“我给儿子添了什么麻烦？”这个环节最为重要，在临床上治疗师、督导师重点引导，但由于居家内观，受条件限制，只有靠自己静心思考，慢慢回忆，从而唤起内观者的感触。疫情期间，建议内观者除了按时间顺序依次

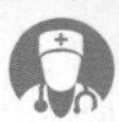

思考外，也可把注意力多放在近段时间的家庭生活中并进行内观。居家内观时身边没有治疗师，可能当内观者的感恩、愧疚等情绪被唤起时无处释放，这时可尝试与家人适时地表达感谢和歉意。会使内心重获平和安宁，同时增进家庭亲密关系。

四、内观疗效原因分析

内观者经过内观训练后心情平静了许多，感觉身心通畅了一些，负面情绪也得到了疏导。

她回忆整个内观过程，刚开始时在安静的书房里用最舒服的姿势坐好，放松。试着从呼吸开始，不刻意调节和控制，只观察鼻息的一进一出。经过反复练习后，内观者的心情渐渐趋于平缓。随后进入内观时，她发现思绪总是心猿意马，在开始的 1 个小时内总是不能很好地进入状态，经过一遍遍地将思绪拉回，如此反反复复无数次，最终让内心平静下来。

通过反复内观，她感觉自己本身也不是一个很好的母亲。她一直觉得儿子并没有为自己做过多少事情，但是通过内观她体会到儿子都是在悄无声息地做着一些小事，只是自己未曾觉察出来。在对“我对儿子做了什么”这一主题进行内观时，虽然回忆到的事情很多，但做这些事情也是作为母亲的责任，并且正是觉得自己是母亲的角色，在很多为儿子做的事情上也意识不到这或许给儿子添了麻烦。通过内

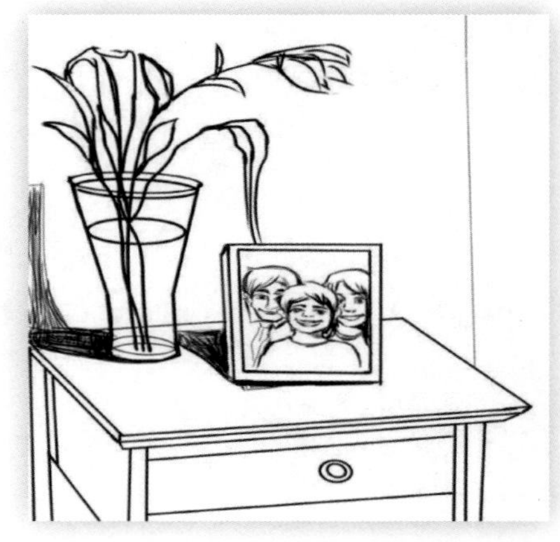

观她觉察到“你今天做这个、做那个”这样的话，她越来越无法对儿子说出口了。儿子应该有属于自己的生活和空间，应该让他学会打理自己的生活。过分操心和过度干涉，很容易让儿子反感，长此以往，也很容易让孩子变成感受性很差的人，不理解别人的付出，不懂得感恩。不管怎么担心，但一定不要插手。父母能做的应该是在旁边守护，更多的是给予帮助和支持。除此之外，内观者通过内观觉察到应该多丰富自己的生活内容，这样就不会总是以儿子为中心，增加没必要的烦恼。这次居家内观体验用短暂的时间回顾了过往，也让内观者更加清楚地认识到了自己，与儿子的关系得到改善，更有信心走好未来的路。

第四节　常见问题与指导

在本次居家内观过程中，内观者也在不同阶段遇到了一些问题，但是在内观指导师的指导下，及时调整了心态克服了困难和阻抗，取得了较好的内观效果，改善了亲子关系。

一、问题一

问题：疫情期间在家，儿子的很多行为让我很生气，我不能静心内观，怎么办？

指导：受疫情影响，多数人都有焦虑情绪，并且第一次刚开始做内观静不下心是比较常见的，不要着急，放下现实生活里的各种事情，排除一切杂念干扰，专注当下，先让自己慢慢身心放松，调整呼吸，逐渐进入内观的状态，渐渐唤起记忆。

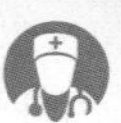

二、问题二

问题：感觉自己对儿子做的事很容易想，但很难想出儿子小时候为我做过的事情，怎么办？能不能跳过？

指导：先不要着急，在儿子小的时候可能做不了太难的事情，比如一句温柔的话语，一个不经意的拥抱等，这些行为常常被我们忽视，建议内观者尝试从生活中的一些小事或细节入手，渐渐唤起记忆。这个主题不可以跳过，要严格按内观三主题依次回想事件。事情不论大小，只要真实发生过，符合年龄段、对象和主题即可。

三、问题三

问题：我不认为自己给儿子添了什么麻烦，怎么办？

指导：内观就是把你平时意识不到的事，通过这个形式反复练习上升到你的意识当中，就能觉察到这件事。你可以尝试想想曾经哪一件事影响了儿子的情绪或者亲子关系，比如，把自己的想法强加于儿子身上，要求他该怎么做不该怎么做。如果实在想不出，也可以把前面能回想起的事件重新再回忆一遍，可能也会有新的记忆和感悟。

四、问题四

问题：我现在能想起来的都是原来就记得的事件，怎么办？

指导：别着急，可以试着用记得的事件带动自己回到当时的年代和情境。只要真正放松下来，头脑中就会自然而然地飘出一段又一段已经“遗忘”的过去。

五、问题五

问题：想到与儿子之间发生的一些不愉快的事情，我觉得很难受，不愿意再想了，怎么办？可以跳过那一段时间不想吗？

指导：能够正视自己的内心和过去，是非常令人敬佩的事情。可能那时候，无心之间做了一些不好的事情，这并没有关系，只要坦然面对，就会得到心灵的升华。那段时间的内观不可以跳过。要严格按照时间段和内观主题进行内观，不可以人为地改变时间段和内容。

六、问题六

问题：我回忆的过程中经常想到一些与内观主题无关的事件，怎么办？

指导：这很正常，不要刻意排斥。如果不符合内观主题，就不要继续去想，而是继续去想符合主题的事件即可。

七、问题七

问题：我和儿子当时的感受都能想得比较好了，接下来该怎么办？

指导：将内观的事件、自己和儿子的感受反复回想，会对自己、儿子的人生产生新的感悟，有的甚至会改变自己原有观念。这都是很重要的内观收获，请将其要点记录下来。

（李蔓薇　孙蔓婷）

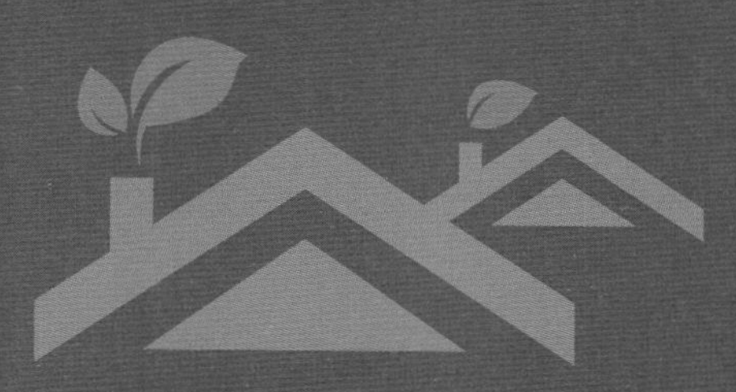

第十章 对身体的内观

第四章至第九章分别整理了内观者对父母、夫妻、子女等亲人进行内观的成功案例，为什么内观疗法要首先从亲人开始进行呢？这是因为我们从亲人那里得到的恩惠最多，给亲人添的麻烦也最多，所以最容易产生治疗效果。同时，由于防疫居家期间我们长时间近距离与亲人共同生活，与他们产生的矛盾也容易集中爆发，因此内观疗法也很适合用来改善人际关系。此外，经典的集中内观还可以继续内观长辈、恩师、挚友等其他亲密的人际关系，以巩固内观的治疗效果。也有学者提出，我们可以对自己讨厌的人进行内观，这属于内观疗法对象的创新，需要在对亲近者内观有效的基础上来进行。

关于内观对象的创新，还有学者提出可以对自己的身体或者器官进行内观。为什么要对身体进行内观呢？有些老年人，身体已经衰老了，但是心理上不接受，把衰老的症状当成疾病来治疗，结果事与愿违；有些年轻人，或者拼命工作，或者声色犬马，结果透支了身体。内观能让我们将自己的身体作为客观对象来看待，懂得感恩身体，善待身体，珍惜健康。

本章作者用三天的时间，对自己的眼睛、胃和心脏三个重要器官进行内观，下面就跟大家分享自己的内观过程和体会。

第一节 对眼睛的内观

一、眼睛为我做过什么

从呱呱坠地看到这个美丽的世界，除了睡觉的时间，眼睛一直都在为我服务。上学求知，眼睛让我学习了先人的智慧；读书看报，眼睛让我知道了外面的世界；接人待物，眼睛让我懂得了人性的丰富；在家看电视，眼睛让我足不出户，领略了异域风光。我不是色盲，感恩父母，也感谢眼睛让我看到了万紫千红的世界。

二、我为眼睛做过什么

1、读小学的时候，在老师的督促下，我为眼睛做过眼睛保健操，持续了两三年的时间。没有老师的督促后，我就没有坚持下来。

2、读中学的时候，学校里推行戴预防近视的眼罩。据说，眼罩里放着有助于明目的中草药，有助于缓解眼疲劳。

3、读大学的时候，有一次在室外活动，一个很小的飞虫落到眼里，泪水一直流淌，但是就是不能把它冲出来。我只好用洗净的手指翻开眼睑，拿自来水把它冲了出来，眼睛不舒服了很久。

4、前两年朋友送了我一盒眼贴，有助于缓解眼疲劳。不过我还是没有做到坚持使用，一盒眼贴才用了一点儿。

5、中学的时候佩戴近视镜算是我为眼睛做的第 5 件事儿。

三、我给眼睛添过哪些麻烦

1、1~10 岁，没有电视，没有作业，或者作业特别少，这应该是

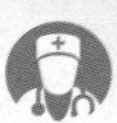

我对我的眼睛最仁慈的十年。但是，那个时代物质条件极度匮乏，冬天除了大白菜和白萝卜，几乎没有其他的蔬菜，所以有一度出现了“夜盲症”，后来才知道是因为缺乏维生素 A。

2、11~20 岁，正是我的学生时代，是我给眼睛添麻烦最多的十年。书山题海毁坏了视力。除了用眼时间过长之外，还有照明条件不佳给眼睛造成了负担。读中学的时候，我曾经借到一本喜欢的小说，把它通宵看完了，实在看不清了就眯着眼看。睫状肌长时间保持收缩状态，成像模糊。减少进光量倒是可以使成像清晰，光线少了更加重了眼睛的负担。

3、21~30 岁，是我当老师的 10 年。这十年照明条件比较好了，批改作业倒也没有给眼睛造成非常大的负担。

4、31~50 岁，是我经商的 20 年。最近十年智能手机逐渐开始流行，自己有空就用手机刷新闻、看朋友圈、玩游戏，给眼睛造成非常大的负担。智能手机伤害了我的眼睛。晚上我靠在床头上，看手机，玩游戏，一看就是三四个钟头，一玩就到夜里两三点钟。当视网膜上只有一个小小的亮点的时候，对眼睛的伤害是最大的。去年，我使用屏幕的时间是每天 7~8 个小时，一天中 1/3 的时间在看手机。疫情期间我发现，上一周看手机的时间竟然达到了每天 11.5 个小时，也就是说每天的一半的时间都在看手机。

以上这些都是我给眼睛添的麻烦。

四、对眼睛内观的感悟

通过内观，我发现多年以来眼睛为我做了非常多的事儿，我却一直在过度使用眼睛，伤害摧残眼睛，给眼睛添了非常多的麻烦。而且上学的时候，在老师家长要求下，还给眼睛做过几件事情。成年以后，我几乎没有为眼睛做过什么好事儿。

内观以后，自己要开始做眼睛保健操，坚持使用眼贴，每隔一段时间就眺望远方，多看绿植，缩短用眼时间，爱护眼睛，争取让眼睛更好地为我服务。

第二节　对胃的内观

一、胃为我做过什么

刚出生的时候，我的胃享受的是人间最美好的食物——妈妈的乳汁。大约过了几个月，我的胃就开始接受米汤、稀粥和面片。又过了几年，我的胃就去消化相对比较粗糙的食物。在我童年和少年的记忆里，吃的都是玉米面的饼子。到了青年时代，我的胃开始享受白面馒头和炒菜。再之后，胃偶尔有机会享受山珍海味，以及各种各样的应酬场合的白酒、啤酒和红酒。其实这些都是我的贪欲，对于胃来说，只能是增加负担而已。

还有从小到大，生病的时候吃的西药，喝的中药，都需要胃来消化和吸收，这些都是胃为我做的事儿。

二、我为胃做过什么

思来想去，我几乎没有给胃做过什么事儿。只有当我的胃出了症状之后，不堪重负，罢工呕吐，我才不得不让它休息几个小时，或者休息几天。少吃一点，吃一点容易消化的，也算放它几天假吧。

我得了胃病，吃西药，吃中药，做胃镜，也勉强算是我给胃做的事儿吧。只要胃不发出警报，我基本上都在无节制地使用它。

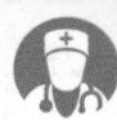

三、我给胃添过哪些麻烦

记得自己 15 岁读中学的时候，饮食习惯不佳，现在回忆起来应该是导致后来胃病的开始。年轻时，在酒桌上争强好胜，不论春夏秋冬都吃冰糕，喝冰镇饮料，都是我给胃添的麻烦。结果到 30 岁左右的时候，我患过慢性胆囊炎，胆囊和胃同属于消化系统。到 45 岁的时候，胃镜检查发现一个 3mm × 4mm 的溃疡，吃了很长一段时间的中药才好。

四、对胃内观的感悟

人的情绪对消化系统影响非常大。胃，就是情绪的晴雨表。学习了心理学以后，我发现自己是一个性格内向的人，性格有些敏感、多疑，做事追求完美，因此日积月累容易因为各种事情让自己处于恐惧、焦虑、抑郁的情绪状态之中，这些情绪会导致血液中化学成分的变化，这些不好的情绪又会对胃造成伤害。

内观以后，我决定要对我的胃好起来，在饮食方面尤其是在喝酒方面要克制，杜绝喝冷饮，不吃冰糕，限制饮酒，少吃辛辣刺激食物。

第三节　对心脏的内观

一、心脏为我做了什么

学前时期的顽皮，中小学时期的勤奋，大学时期的拼搏，刚参加工作时的努力，经商时期的艰辛，每一个阶段都有心脏。无论是静思还是运动，无论是睡着还是醒着，心脏总是在陪伴和支持着我。

二、我为心脏做过什么

体育锻炼对心脏有保健作用，我的体育锻炼还发生在中小学时期，上大学以及工作以后，就很少进行体育锻炼了。

三、我给心脏添过哪些麻烦

读书、工作常年熬夜。在创业初期，我几乎每天都是凌晨下班，有的时候通宵达旦。现在想来其实这不仅仅是对心脏，更是对人体所有器官的过度使用。

四、对心脏内观的感悟

心跳是生命体征之一，心脏虽小，却负担着全身血液的输送，每时每刻都在勤奋工作。通过内观心脏，我体会到了它为我的生命的默默付出，“所谓岁月静好，是有人在为我负重前行”，这句话用在自己的心脏上也非常贴切。

内观身体让我深刻地体会到，身体虽然听自己指挥，为自己服务，看似可以随心所欲，其实不然，如果你只是使用身体，甚至伤害身体，而不是滋养和爱护身体，那么身体就会出故障，甚至罢工。没有了健康的身体，聪明智慧的大脑也会无处安放。

总之，内观身体之后，最大的感悟就是，善待自己的身体，让自己更健康！自己因为学习内观疗法受益，也要努力回报内观，因此今后要致力于内观疗法的推广普及，赠人玫瑰手有余香，让内观之花开遍中华！

（裴孟旭）

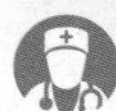

附件一：心理健康评估量表

1、GAD-7 焦虑症筛查量表

在过去的两周里，你生活中以下症状出现的频率有多少？把相应的数字总和加起来。

焦虑症状	没有（0分）	有几天（1分）	一半以上（2分）	几乎天天（3分）
感到不安，担心及烦躁				
不能停止或无法控制的担心				
对各种各样的事情担忧过多				
很紧张，很难放松下来				
非常焦躁，以至无法静坐				
变得容易烦恼或易被激怒				
感到好像有什么可怕的事会发生				
总分：				

总分及建议：

0~4　没有焦虑症状　很好！请继续保持。

5~9　轻度焦虑症状　正常！建议学习居家内观等心理疗法，

		进行自我调节。
10~13	中度焦虑症状	警惕！建议求助心理咨询师，进行心理干预。
14~18	重度焦虑症状	严重！建议就诊精神科医生，门诊药物治疗。
19~21	极重度焦虑症状	危险！请尽快精神专科医院就诊，住院综合治疗。

2、PHQ-9 抑郁症筛查量表

在过去的两周里，你生活中以下症状出现的频率有多高？把相应的数字总和加起来。

抑郁症状	没有（0分）	有几天（1分）	一半以上（2分）	几乎天天（3分）
做事时提不起劲或没有兴趣				
感到心情低落、沮丧或绝望				
入睡困难、睡不安稳或睡眠过多				
感觉疲乏或没有活力				
食欲不振或吃得太多				
觉得自己很糟，或觉得自己很失败，或让自己或家人失望				
对事物专注有困难，例如阅读报纸或者看电视时不能集中注意力				
动作或说话速度缓慢到别人已经觉察，或正好相反，烦躁或坐立不安、动来动去情况更胜于平常				
有不如死掉或用某种方式伤害自己的念头				
总分：				

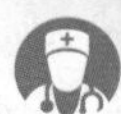

总分及建议：

0~4	没有抑郁症状	很好！请继续保持
5~9	轻度抑郁症状	正常！建议学习居家内观等心理疗法，进行自我调节。
10~14	中度抑郁症状	警惕！建议求助心理咨询师，进行心理干预。
15~19	重度抑郁症状	严重！建议就诊精神科医生，门诊药物治疗。
20~27	极重度抑郁症	危险！请尽快精神专科医院就诊，住院综合治疗。

3、容纳他人量表

请仔细阅读每一项，按您对这句话的认可程度，从“几乎总是”到“几乎没有”分为五个等级，以 1、2、3、4、5 表示。例如“几乎总是”为 1 分，“几乎没有”为 5 分。其他的以此类推。

	1 分	2 分	3 分	4 分	5 分
1. 人们太容易被指挥了					
*2. 我喜欢我所了解的人们					
3. 当今人们的道德水准太低了					
4. 多数人相当自命不凡，从不正视自己的缺点					
*5. 我几乎能与所有类型的人愉快相处					
6. 当今人们所谈论的似乎都是电影、电视这一类事情					
7. 人们取得成功靠的是门路而不是知识					

	1 分	2 分	3 分	4 分	5 分
8. 一旦你开始帮助某人，他就会轻视你					
9. 人们太以自我为中心了					
10. 人们总是不满足并不断地寻找新鲜事					
11. 有许多人令人无法容忍					
12. 如果你按自己的意愿做某件事就有可能伤害一些人					
13. 人们确实需要一个强硬的、聪明的领袖					
14. 当我独自一人、远离人群时，我最欣赏我自己					
15. 我真希望人们对你更诚实一些					
*16. 我喜欢和很多人在一起					
17. 根据我的经验，人是相当顽固和缺乏理智的动物					
*18. 跟价值观与自己不同的人在一起时我能够感到愉快					
*19. 人人都想做好人					
20. 一般人对自己并非十分满意					

评分原则：不带 * 号项目是几分记几分，带 * 号项目反序记分，例如若第 2 题得 1 分，则实际分数应为 5 分。量表总分在 20 分（容纳程度最低）和 100 分（容纳程度最高）之间。分数越高，表示容纳程度越高。

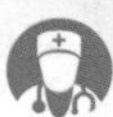

4、内观和谐认知问卷

一、问卷说明

本问卷是 2017 年 8 月由天津医科大学毛富强和张志浩编制完成的，其理论依据来自毛富强教授 2016 年 7 月发表在《中华行为医学与脑科学杂志》上的论文《内观认知疗法理论与操作》，主要用于评价个体主观认知与客观现实的和谐程度，和谐程度越高，个体非理性认知越少，正性情感越多，心理健康水平越好。

二、计分方法

本量表共有 5 个因子分，均采用 Likert5 级评分，从 1="完全不符合"到 5="完全符合"。其中，3、5、10、13、19、20 和 22 这 7 个项目为反向计分。

1、获得幸福感（get a sense of happiness，H）：包含 1、2、4、7 和 9 这 5 个条目，主要指的是个体觉察到自己拥有的一切都是（外界）或他人所给予的客观现实，相应产生的幸福感。在该维度上得分越高，表明个体对自身获得幸福感的认知越好。

2、无报愧疚感（guilt that can't be returned，G）：包含 3、5、6、13 和 22 这 5 个条目，主要指的是个体觉察到自己得到了他人（外界）太多的爱与给予，而自己无法完全回报的现实，相应产生健康人应有的"无以为报"的愧疚感。在该维度上得分越高，表明个体对自身无报愧疚感的认知越好。

3、回馈满足感（feedback satisfaction，S）：包含 8、14、16、17 和 21 这 5 个条目，主要指的是个体觉察到自己在有意无意之间给他人（特别是亲人）添了很多麻烦，所相应产生健康人应有的"做了错事"的羞愧感，因此如果可以为亲友做些事情作为回馈，会更好地代偿羞耻感，进而产生满足感；在该维度上得分越高，表明个体对自身回馈满足感的认知越好。

4、归属连带感（sense of belonging，B）：包含 11、12、15 和 18 这 4 个条目，主要指的是个体能够觉察到来自归属群体成员的爱与呵护，认识到自己与归属集体之间爱的互动，激发连带感的认知，进而更好地调整自身的情绪和行为。在该维度上得分越高，表明个体对自身归属满足感的认知越好。

5、付出成就感（sense of achievement，A）：包含 10、19 和 20 这 3 个条目，主要指的是个体觉察到自己能够为他人（特别是亲人）做一些事情其实是一种快乐，所相应产生的满足感和成就感；在该维度上得分越高，表明个体对自身归属满足感的认知越好。

内观和谐认知总分（Naikan cognitive harmony，NCH）：将以上 5 个因子分的均分相加，得到本量表的总分。总分反映个体能够从多方面和多角度思考面对的问题情境，洞察自我，改变错误认知和改善失调的情绪和行为，达到认知与情感的良性交互、主观认识与客观世界和谐一致、对自我和外部环境达到理性悦纳状态的程度，称之为内观和谐认知总分。

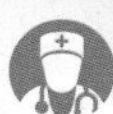

内观和谐认知问卷

（Harmonious Naikan Cognitive Questionnaire，HNCQ）

指导语：我们每一个人都是一个社会个体，每时每刻都在和自己身边的人打交道，在长期交往的过程中会有一些印象深刻的事件和内心感受，请依据您长年以来的情况，选择最符合您实际的一项，并在相应的位置上划“○”。五个选项分别是：“几乎完全不符合”“不太符合”“不确定”“比较符合”和“几乎完全符合”。

题号	题目内容	完全不符合	不太符合	不确定	比较符合	完全符合
1	家人都特别疼我	1	2	3	4	5
2	父母抚养我长大花了很多心血和金钱	1	2	3	4	5
3	当别人谈论我的优点和成就时，家人显得漫不经心	1	2	3	4	5
4	我的工作 / 学业取得进步时家人会很开心	1	2	3	4	5
5	我所有的成就都是自己努力奋斗的结果，与别人无关	1	2	3	4	5
6	亲人会在外人面前维护我的面子	1	2	3	4	5
7	我会得到亲人的呵护和照顾	1	2	3	4	5
8	我害怕自己会给别人制造一些麻烦	1	2	3	4	5

题号	题目内容	完全不符合	不太符合	不确定	比较符合	完全符合
9	当我生病的时候父母会悉心地照料我的生活	1	2	3	4	5
10	帮助别人会耗费我的时间和精力，增添自己的烦恼	1	2	3	4	5
11	我在生活中常能体会到爱与感动	1	2	3	4	5
12	面对挑战和困难我不是孤军奋战	1	2	3	4	5
13	没有人关心我的学习和成长	1	2	3	4	5
14	连累朋友一起受罚时，我会有内疚感	1	2	3	4	5
15	除了自己的父母以外，还有很多人关心爱护我	1	2	3	4	5
16	当别人夸奖我时亲人会觉得很满足	1	2	3	4	5
17	我乐意做些事情来减轻家人的压力	1	2	3	4	5
18	当父母遭遇困难时，我的安慰和鼓励是最好的良药	1	2	3	4	5
19	我不喜欢朋友向我求助	1	2	3	4	5
20	找我帮忙的人是为了自己想偷懒	1	2	3	4	5
21	我认为能给亲人提供帮助是一件很幸福的事情	1	2	3	4	5
22	支持和理解我的人很少。	1	2	3	4	5

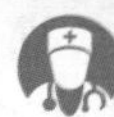

附件二：内观认知疗法
自助手册

李蔓薇　执笔

毛富强　指导

中国心理卫生协会

心理治疗与心理咨询专委会

内观疗法学组编印

二〇二〇年二月

第一节　内观疗法部分

第一日内观

一、准备活动

在家中选择合适内观的角落静坐，将姿势调整为舒适和放松状态。双目微闭，将注意力集中于鼻孔处，深呼吸 3~6 次，专心观察呼吸细微过程。摒除大脑中现实的一切杂念，让自己心灵回到过去的时空。

二、内观记录

请依次将内观的事件按照时间、人物、过程、场景及当时自己和对方的感受进行详细回忆，并按如下格式简要记录（如果内容较多，建议另附纸张书写）。

第一时间段：______内观对象：______自己的年龄段：______。

1、“对方为我做的”事件：

____

____

2、“我为对方做的”事件：

____

____

3、“我为对方添的麻烦”事件：

____

____

第二时间段：______内观对象：______自己的年龄段：______。

1、“对方为我做的”事件：

______

______

2、“我为对方做的”事件：

______

______

3、“我为对方添的麻烦”事件：

______

______

第三时间段：______内观对象：______自己的年龄段：______。

1、“对方为我做的”事件：

______

______

2、“我为对方做的”事件：

______

______

3、“我为对方添的麻烦”事件：

______

______

第四时间段：______内观对象：______自己的年龄段：______。

1、“对方为我做的”事件：

______

______

2、“我为对方做的”事件：

____

____

3、“我为对方添的麻烦”事件：

____

____

第五时间段：______内观对象：______自己的年龄段：______。

1、“对方为我做的”事件：

____

____

2、“我为对方做的”事件：

____

____

3、“我为对方添的麻烦”事件：

____

____

第六时间段：______内观对象：______自己的年龄段：______。

1、“对方为我做的”事件：

____

____

2、“我为对方做的”事件：

____

____

3、“我为对方添的麻烦”事件：

____

____

三、内观感悟

通过今天一天的内观，您有什么感想和收获：

____

____

____

____

____

____

第二日内观

一、准备活动

在家中选择合适内观的角落静坐，将姿势调整为舒适和放松状态。双目微闭，将注意力集中于鼻孔处，深呼吸 3~6 次，专心观察呼吸细微过程。摒除大脑中现实的一切杂念，让自己心灵回到过去的时空。

二、内观记录

请依次将内观的事件按照时间、人物、过程、场景及当时自己和对方的感受进行详细回忆，并按如下格式简要记录（如果内容较多，建议另附纸张书写）。

第一时间段：______内观对象：______自己的年龄段：______。

1、“对方为我做的”事件：

2、“我为对方做的”事件：

3、“我为对方添的麻烦”事件：

第二时间段：______内观对象：______自己的年龄段：______。

1、“对方为我做的”事件：

2、“我为对方做的”事件：

3、“我为对方添的麻烦”事件：

第三时间段：______内观对象：______自己的年龄段：______。

1、“对方为我做的”事件：

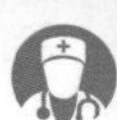

2、“我为对方做的”事件：

____

____

3、“我为对方添的麻烦”事件：

____

____

第四时间段：______内观对象：______自己的年龄段：______。

1、“对方为我做的”事件：

____

____

2、“我为对方做的”事件：

____

____

3、“我为对方添的麻烦”事件：

____

____

第五时间段：______内观对象：______自己的年龄段：______。

1、“对方为我做的”事件：

____

____

2、“我为对方做的”事件：

____

____

3、“我为对方添的麻烦”事件：

____

____

第六时间段：______内观对象：______自己的年龄段：______。

1、“对方为我做的”事件：

____

____

2、“我为对方做的”事件：

____

____

3、“我为对方添的麻烦”事件：

____

____

三、内观感悟

通过今天一天的内观，您有什么感想和收获：

____

____

____

____

____

____

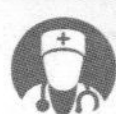

第三日内观

一、准备活动

在家中选择合适内观的角落静坐，将姿势调整为舒适和放松状态。双目微闭，将注意力集中于鼻孔处，深呼吸 3~6 次，专心观察呼吸细微过程。摒除大脑中现实的一切杂念，让自己心灵回到过去的时空。

二、内观记录

请依次将内观的事件按照时间、人物、过程、场景及当时自己和对方的感受进行详细回忆，并按如下格式简要记录（如果内容较多，建议另附纸张书写）。

第一时间段：______内观对象：______自己的年龄段：______。

1、“对方为我做的”事件：

____

____

2、“我为对方做的”事件：

____

____

3、“我为对方添的麻烦”事件：

____

____

第二时间段：______内观对象：______自己的年龄段：______。

1、“对方为我做的”事件：

______

______

2、“我为对方做的”事件：

______

______

3、“我为对方添的麻烦”事件：

______

______

第三时间段：______内观对象：______自己的年龄段：______。

1、“对方为我做的”事件：

______

______

2、“我为对方做的”事件：

______

______

3、“我为对方添的麻烦”事件：

______

______

第四时间段：______内观对象：______自己的年龄段：______。

1、“对方为我做的”事件：

______

______

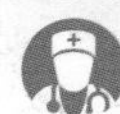

2、“我为对方做的”事件：

____

____

3、“我为对方添的麻烦”事件：

____

____

第五时间段：______内观对象：______自己的年龄段：______。

1、“对方为我做的”事件：

____

____

2、“我为对方做的”事件：

____

____

3、“我为对方添的麻烦”事件：

____

____

第六时间段：______内观对象：______自己的年龄段：______。

1、“对方为我做的”事件：

____

____

2、“我为对方做的”事件：

____

____

3、“我为对方添的麻烦”事件：

____

____

三、内观感悟

通过今天一天的内观，您有什么感想和收获：

____

____

____

____

____

____

第四日内观

一、准备活动

在家中选择合适内观的角落静坐，将姿势调整为舒适和放松状态。双目微闭，将注意力集中于鼻孔处，深呼吸 3~6 次，专心观察呼吸细微过程。摒除大脑中现实的一切杂念，让自己心灵回到过去的时空。

二、内观记录

请依次将内观的事件按照时间、人物、过程、场景及当时自己和对方的感受进行详细回忆，并按如下格式简要记录（如果内容较多，建议另附纸张书写）。

第一时间段：______内观对象：______自己的年龄段：______。

1、“对方为我做的”事件：

____

____

2、“我为对方做的”事件：

____

____

3、“我为对方添的麻烦”事件：

____

____

第二时间段：______内观对象：______自己的年龄段：______。

1、“对方为我做的”事件：

____

____

2、“我为对方做的”事件：

____

____

3、“我为对方添的麻烦”事件：

____

____

第三时间段：______内观对象：______自己的年龄段：______。

1、“对方为我做的”事件：

____

____

2、“我为对方做的”事件：

____

____

3、“我为对方添的麻烦”事件：

____

____

第四时间段：______内观对象：______自己的年龄段：______。

1、“对方为我做的”事件：

____

____

2、“我为对方做的”事件：

____

____

3、“我为对方添的麻烦”事件：

____

____

第五时间段：______内观对象：______自己的年龄段：______。

1、“对方为我做的”事件：

____

____

2、“我为对方做的”事件：

____

____

3、“我为对方添的麻烦”事件：

____

____

第六时间段：______内观对象：______自己的年龄段：______。

1、“对方为我做的”事件：

____

____

2、“我为对方做的”事件：

____

____

3、“我为对方添的麻烦”事件：

____

____

三、内观感悟

通过今天一天的内观，您有什么感想和收获：

____

____

____

____

____

____

第五日内观

一、准备活动

在家中选择合适内观的角落静坐，将姿势调整为舒适和放松状态。双目微闭，将注意力集中于鼻孔处，深呼吸 3~6 次，专心观察呼吸细微过程。摒除大脑中现实的一切杂念，让自己心灵回到过去的时空。

二、内观记录

请依次将内观的事件按照时间、人物、过程、场景及当时自己和对方的感受进行详细回忆，并按如下格式简要记录（如果内容较多，建议另附纸张书写）。

第一时间段：______内观对象：______自己的年龄段：______。

1、“对方为我做的”事件：

____

____

2、“我为对方做的”事件：

____

____

3、“我为对方添的麻烦”事件：

____

____

第二时间段：______内观对象：______自己的年龄段：______。

1、“对方为我做的”事件：

____

____

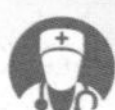

2、“我为对方做的”事件：

____

____

3、“我为对方添的麻烦”事件：

____

____

第三时间段：______内观对象：______自己的年龄段：______。

1、“对方为我做的”事件：

____

____

2、“我为对方做的”事件：

____

____

3、“我为对方添的麻烦”事件：

____

____

第四时间段：______内观对象：______自己的年龄段：______。

1、“对方为我做的”事件：

____

____

2、“我为对方做的”事件：

____

____

3、“我为对方添的麻烦”事件：

____

____

第五时间段：______内观对象：______自己的年龄段：______。

1、“对方为我做的”事件：

____

____

2、“我为对方做的”事件：

____

____

3、“我为对方添的麻烦”事件：

____

____

第六时间段：______内观对象：______自己的年龄段：______。

1、“对方为我做的”事件：

____

____

2、“我为对方做的”事件：

____

____

3、“我为对方添的麻烦”事件：

____

____

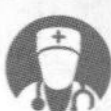

三、内观感悟

通过今天一天的内观，您有什么感想和收获：

____

____

____

____

____

____

第二节　生活费计算

请将从出生到现在，自己各项生活支出，按照现在可比价格进行估算，计算一下自己生活到今天已经花了父母多少钱。在计算前，请您先估计一个大概金额：________元。

1、住宿费（按目前日租房价格，估算一下您的住宿费用）

____

____

2、膳食费（按食堂同类膳食价格，估算一下您若干年来每天三顿饭的费用）

____

____

3、衣服、鞋帽费

____

____

4、学杂费、书本费

5、医药费

6、娱乐、旅游、年节等费用

7、父母在您结婚、购房、买大件电器等时给予的资金支持

8、合计（请与您刚才估计的数字进行比较）

9、感想

第三节　认知疗法部分

本节通过前期内观体验对每一位内观对象进行自动式思维的识别和客观性检验（如果内容较多，建议另附纸张书写）。

一、自动式思维识别

（一）内观对象一

请您将自己与第一位内观对象之间发生的不愉快，列出5个具体事件。然后，缓慢回放当时自己的信念和想法，仔细觉察出自己当时的自动式思维。①负性情绪②外部事件③自动式思维

举例：我很生气；　张三没有和我打招呼；　他看不起我。

1、____

____

2、____

____

3、____

____

4、____

____

5、____

____

（二）内观对象二

请您将自己与第二位内观对象之间发生的不愉快，列出5个具体事件。然后，缓慢回放当时自己的信念和想法，仔细觉察出自己当时的自动式思维。

①负性情绪②外部事件③自动式思维

1、____

____

2、____

____

3、____

____

4、____

____

5、____

____

（三）内观对象三

请您将自己与第三位内观对象之间发生的不愉快，列出5个具体事件。然后，缓慢回放当时自己的信念和想法，仔细觉察出自己当时的自动式思维。

①负性情绪②外部事件③自动式思维

1、____

____

2、____

____

3、____

____

4、____

____

5、____

____

（四）内观对象四

请您将自己与第四位内观对象之间发生的不愉快，列出 5 个具体事件。然后，缓慢回放当时自己的信念和想法，仔细觉察出自己当时的自动式思维。

①负性情绪②外部事件③自动式思维

1、______________________________

____

2、______________________________

____

3、______________________________

____

4、______________________________

____

5、______________________________

____

二、自动式思维真实性检验

请针对识别出的“自动式思维”，用自己内观中回忆出的“相同”和“相反”的事件来进行真实性检验，“相同”和“相反”事件数量为 3~5 件。

1、您识别出的第一个“自动式思维”是______。

“相同”的具体事件　　　　　“相反”的具体事件

（1）______________________________

（2）______________________________

（3）________________

（4）________________

（5）________________

2、您识别出的第二个“自动式思维”是______。

“相同”的具体事件　　　　　“相反”的具体事件

（1）________________

（2）________________

（3）________________

（4）________________

（5）________________

3、您识别出的第三个“自动式思维”是______。

“相同”的具体事件　　　　　“相反”的具体事件

（1）________________

（2）________________

（3）________________

（4）________________

（5）________________

4、您识别出的第四个“自动式思维”是______。

“相同”的具体事件　　　　　“相反”的具体事件

（1）________________

（2）________________

（3）________________

（4）________________

（5）________________

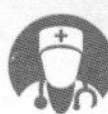

三、非理性认知类型

贝克归纳的常见的非理性认知有以下 6 种：

1、任意推断，即在证剧缺乏或互相矛盾之时，武断地做出结论；

2、选择性概括，即以偏概全的认知方式；

3、过度泛化，即从一件琐碎的事件出发引申出关于能力或价值的普遍性结论；

4、夸大或缩小，即指对某些事物的过分重视或轻视而与实际情况不相符，表现为对客观事件的意义做出歪曲的评价；

5、双极式思维，或走极端的思维，即把一切看成要么全对，要么全错，绝无中间状态可言；

6、个人化，是一种变形的内疚心理。即在缺乏相应联系的情况下把外部事件的发生全都归因于自己的过失与无能。

四、非理性认知归类

请您将识别出的非理性认知，通过下表进行归类。

①负性情绪②外部事件③自动式思维④非理性认知

举例：我很生气；　张三没有和我打招呼；　他看不起我；　选择性概括

1、____

2、____

3、____

4、____

5、____

6、____

五、归纳自己常见的非理性认知类型

1、______________________________

2、______________________________

3、______________________________

4、______________________________

六、非理性认知矫正练习

1、您识别出的“非理性认知”是______。

请列举您与相同内观对象相处中，出现过的相同非理性认知事件3~5个:

（1）______________________________

（2）______________________________

（3）______________________________

（4）______________________________

（5）______________________________

2、您识别出的“非理性认知”是______。

请列举您与不同内观对象相处中，出现过的相同非理性认知事件3~5个;

（1）______________________________

（2）______________________________

（3）______________________________

（4）______________________________

（5）______________________________

3、您识别出的“非理性认知”是______。

请列举您与内观对象以外的人相处中，出现过的相同非理性认知事件3~5个;

（1）____

（2）____

（3）____

（4）____

（5）____

4、您识别出的“非理性认知”是　　　　　。

请列举您与内观对象以外的人相处中，现在遇到的相同非理性认知事件 3~5 个。

（1）____

（2）____

（3）____

（4）____

（5）____

第四节　居家内观总结

通过几天的居家内观体验，您有哪些感受和收获：

第五节 未来生活规划

1、内观之后，您是否有一些感恩回报的想法或计划：

2、内观之后，您对自己以后的工作学习及生活如何规划：

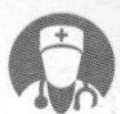

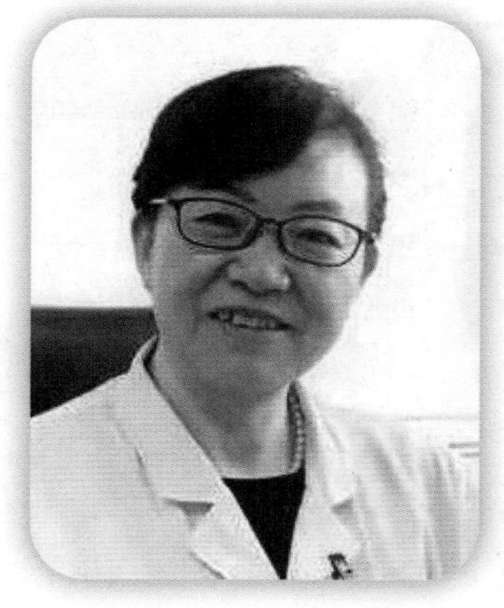

王锦蓉简介

王锦蓉，女，甘肃省河西学院附属张掖人民医院精神科副主任医师，国家二级心理咨询师，高级EAP执行师，中国心理卫生协会心理咨询与心理治疗专业委员会内观疗法学组常务委员、甘肃省心理卫生协会常务理事、甘肃省预防医学精神卫生专业委员会委员、甘肃省行为医学专业委员会委员，甘肃省首届内观治疗师。

从事精神科临床及心理咨询治疗工作30余年，多次参加国内及省内精神心理卫生专业学术交流，参加中国内观疗法大会并做大会演讲。2018年参加第七届国际内观疗法大会，交流论文并获优秀奖。完成省级以上论文20余篇、科技进步奖6项、出版专著4部。

擅长精神疾病及心理问题的诊断治疗，开展心理咨询与治疗、危机干预、青少年问题、亲子关系、学习减压及团体训练等。

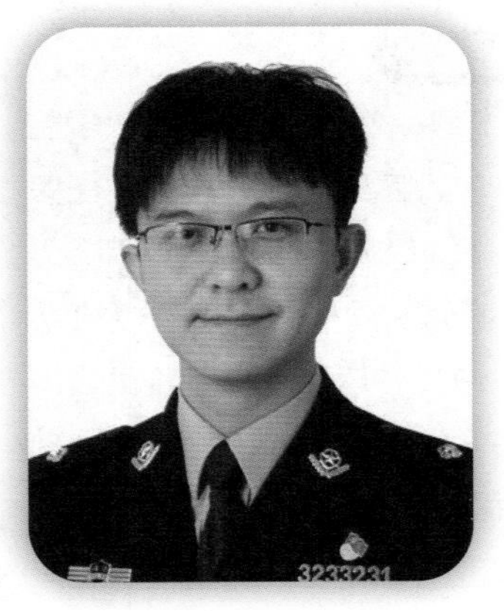

柳毅简介

柳毅，男，中国心理学会注册心理师、国家二级心理咨询师，现任江苏省太湖强制隔离戒毒所心理矫治中心主任，中国健康管理协会公职人员心理健康分会理事，中国心理卫生协会心理治疗与心理咨询专委会内观疗法学组常务委员，江苏省戒毒矫治学会理事，苏州市心理学会监事。

长期从事心理咨询工作，参编专著 3 本，主持完成省局重点课题 6 项，参与国家社科基金项目 1 项，作为江苏省 333 工程青年科学技术带头人，主持的内观戒治项目被司法部戒毒局列为全国首批优势戒治项目，出版专著《内观：戒瘾之道》，并作为首批戒毒新技术在全国应用推广。2018 年入选首批中国司法行政戒毒工作协会戒毒理论研究人才库，2019 年入选全国司法行政戒毒系统首批心理矫治专家。

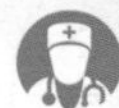

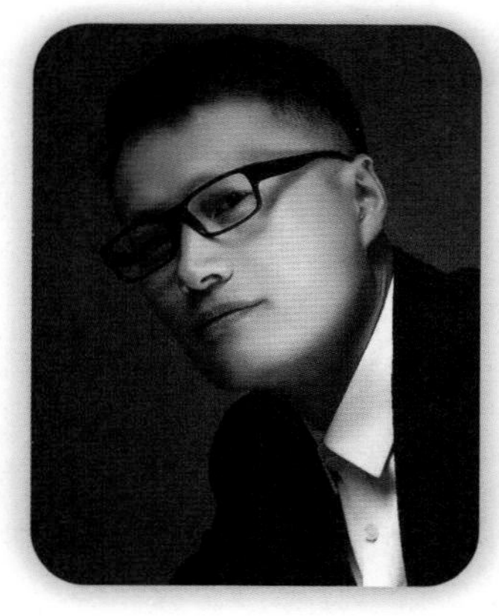

栾玉民简介

栾玉民，男，昆明医科大学第一附属医院康复医学科主治医师，中国心理卫生协会森田疗法应用专业委员会委员，中国心理卫生协会心理治疗与心理咨询专业委员会内观疗法学组委员，悦康私人心理顾问项目组主任、淄博国澳惠康东方心理研究院心理专家。

2018 年 5 月在山东济南召开的中国心理协会森田疗法应用专委会第十二届学术大会报告论文《和谐主义心理学与森田疗法》荣获一等奖。2019 年 8 月在安徽芜湖召开第十届国际森田疗法学会，担任大会学术委员会委员参与主持会议，进行《森田疗法与十二因缘学说》主题演讲。

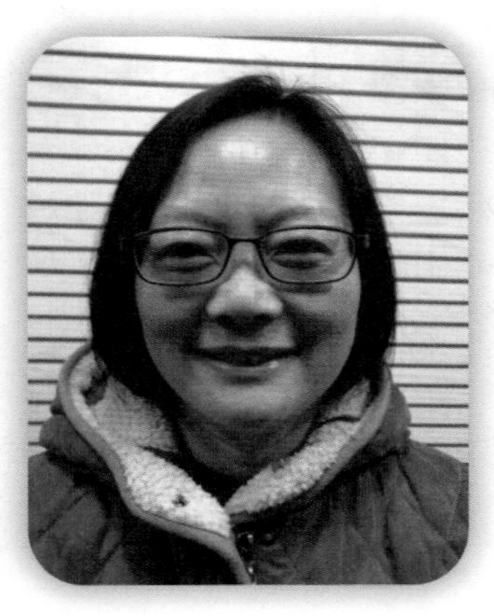

李爱娟简介

李爱娟，女，硕士研究生，苏州经贸职业技术学院副教授，国家二级心理咨询师，西交利物浦大学兼职心理咨询师，苏州市未成年人健康成长指导中心优秀“苏老师”，苏州市心理学会理事、内观学组主任。

主编《秘书心理与实务》《心灵之约——大学生心理健康教程》，参编《内观：戒瘾之道》，独立作者发表论文16篇，如《浅析影响大学生集体责任感形成的心理因素》《高职院校大学生心理健康教育现状的分析》《浅析戒毒人员在内观戒治中的蜕变》等。先后主持参与完成省部级、市级、校级10多项科研项目，如2018年江苏省哲学社会科学界联合会“江苏省社科应用研究精品工程”课题《校企深度融合背景下高职院校人才培养模式创新研究》（18SYC-033）。

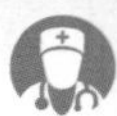

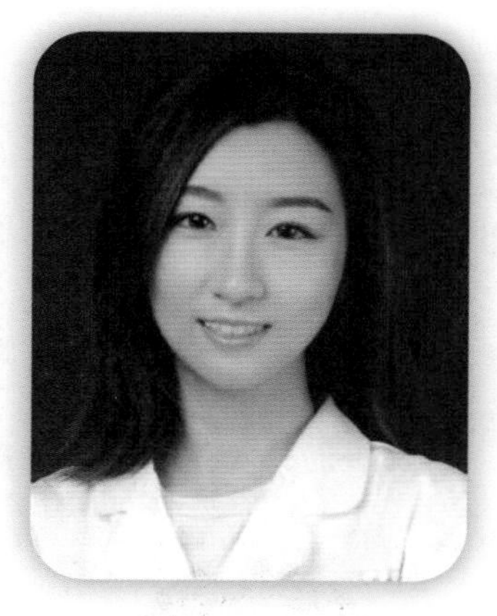

李蔓薇简介

李蔓薇，女，四川省人民医院（四川省精神医学中心）心身医学科医师，中国心理卫生协会心理治疗与心理咨询专业委员会内观疗法学组委员。新冠肺炎疫情期间，担任四川省心理援助热线“96111”接线员。

2019年毕业于天津医科大学，获得精神病与精神卫生学硕士学位，导师为毛富强教授。从事心身医学科临床工作，主要研究方向为精神卫生与心理治疗。曾参与天津市戒毒人员内观认知疗法干预指导，已发表学术论文7篇，多次参加全国性学术会议并做汇报，发表论文收录于学术会议论文集5篇。

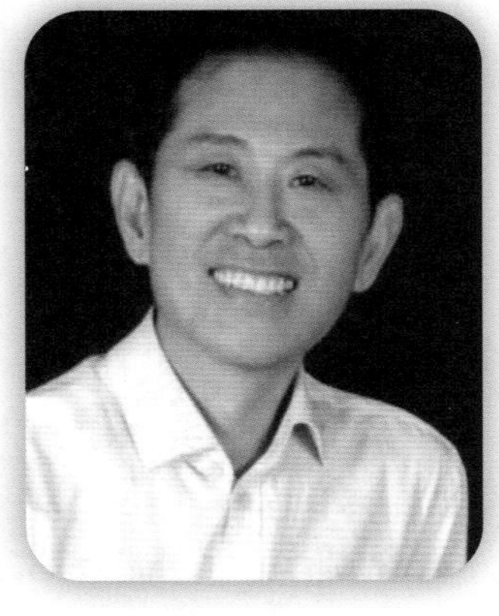

裴孟旭简介

裴孟旭，男，国家二级心理咨询师，河北省石家庄市裴孟旭森田内观心理研修所所长。1982 年第一次接触心理学和教育学，1999 年赴黑龙江省哈尔滨市道里区曲伟杰心理学校作为曲伟杰老师的心理学研修生，先后学习经典森田训练和记录内观训练。2016 年赴日本大阪内观研修所，在榛木美惠子所长督导下完成集中内观疗法体验学习。

濮丹简介

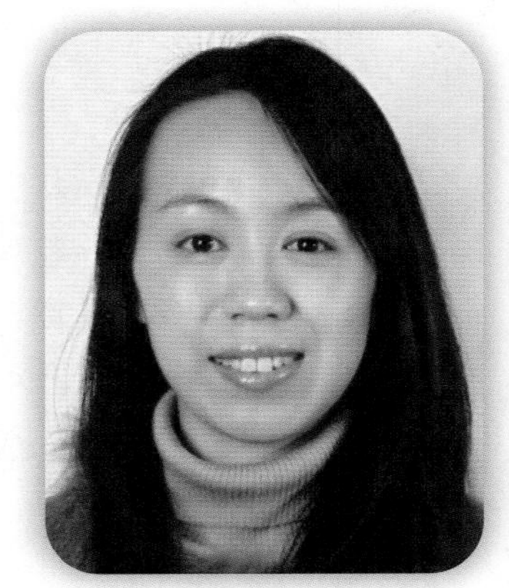

濮丹，女，江苏省苏苑高级中学一级教师、专职心理教师，国家二级心理咨询师、高级家庭教育指导师，苏州市首期心理名师工作室主持人，苏州市未成年人健康成长指导中心“苏老师”，苏州市网上家长学校“林老师”。

2015 年由苏州大学黄辛隐教授引领，赴日本奈良大和内观研修所，在真荣城辉明教授指导下进行了为期 7 天的集中内观体验。之后一直跟随黄辛隐教授应用推广内观疗法，在苏州教育系统开展教师一日内观体验工作坊。

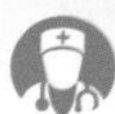

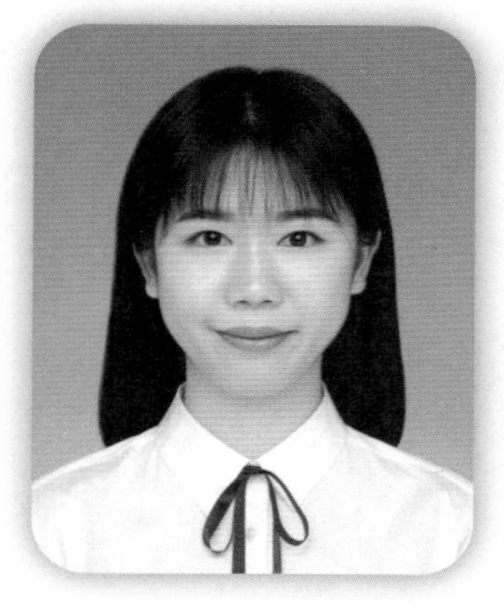

刘裕琪简介

刘裕琪，女，英文名Yuki，广东金融学院公共管理学院应用心理学系专业学生，体验和研究内观4年，内观插画手，协助李红老师开展内观疗法理论研究与科普推广，如曼心观舫公众号，书写内观推广软文等。在期刊《心理咨询理论与实践》（2019年11月第1卷第9期）发表论文《内观疗法对个体心理健康与心理资本的干预研究》。

孙蔓婷简介

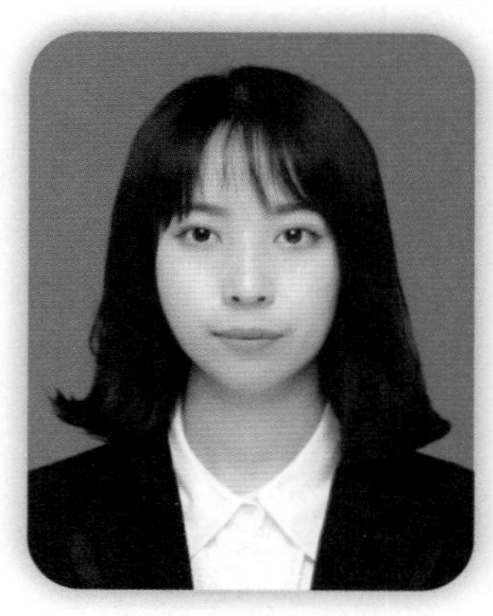

孙蔓婷，女，西安美术学院建筑环境艺术系学生，任该系“筑爱”志愿者负责人。2019年获西安市幸福疗养院“年度优秀志愿者”，2019年带领“筑爱”志愿者团队获西安市心心特殊儿童发展中心“年度优秀团队”，2019年西安美术学院作品展览参展作品两幅。